蒋佩茹
孕期通识课

从备孕到产后，你与健康有多"缘"

蒋佩茹 著

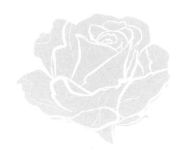

中国妇女出版社

图书在版编目（CIP）数据

蒋佩茹孕期通识课 ：从备孕到产后，你与健康有多"缘" / 蒋佩茹著 . —— 北京 ：中国妇女出版社，2020.10

ISBN 978-7-5127-1871-5

Ⅰ . ①蒋… Ⅱ . ①蒋… Ⅲ . ①妊娠期－妇幼保健－基本知识②产褥期－妇幼保健－基本知识 Ⅳ . ① R715.3

中国版本图书馆 CIP 数据核字（2020）第 107333 号

蒋佩茹孕期通识课——从备孕到产后，你与健康有多"缘"

作　　者：蒋佩茹　著
责任编辑：门　莹
封面设计：尚世视觉
责任印制：王卫东
出版发行：中国妇女出版社
地　　址：北京市东城区史家胡同甲 24 号　　　邮政编码：100010
电　　话：（010）65133160（发行部）　　　65133161（邮购）
网　　址：www.womenbooks.cn
法律顾问：北京市道可特律师事务所
经　　销：各地新华书店
印　　刷：北京通州皇家印刷厂
开　　本：165×235　1/16
印　　张：17.25
字　　数：200 千字
版　　次：2020 年 10 月第 1 版
印　　次：2020 年 10 月第 1 次
书　　号：ISBN 978-7-5127-1871-5
定　　价：59.80 元

推荐序

医者有大爱

我和蒋大夫是相知多年的老友了。我俩都是医生，都住在上海，又都热心公益科普，因着这些缘故，我们两个可以说是惺惺相惜，互敬互爱。

蒋大夫退休以前是上海市公共卫生临床中心妇产科的主任，也是复旦大学妇产科学系的教授，无论是专业理论，还是临床经验，都有着非常深厚的积累。她擅长妇科感染性疾病及妇科肿瘤的诊断治疗，尤其擅长妊娠期肝病的诊断治疗，以及妊娠合并HIV/AIDS的母婴传播阻断工作，在这方面可以说是国内的权威专家。

退休以后，蒋大夫也投入到网上科普的事业中来，常年在新浪微博上发表妇产科学方面的文章，并就网友的提问进行答疑，受到了网友的一致好评，她在网络上的影响力也越来越大。这些年我在网上传播科普的同时，还出版了几本育儿书，非常受读者欢迎。所以我也建议蒋大夫把她的专业优势出成书，让更多读者受益。蒋大夫觉得我这个建议特别好，于是开始着手准备书稿。

蒋大夫是个精益求精的人，书稿的打磨花了不少时间。如今这本《蒋佩茹孕期通识课》终于要面世了，我由衷地替老友感到高兴，同时也真诚地向大家推荐这本书。这本书不仅介绍了孕前、孕中和产后的相关知识，还包含蒋大夫在临床上遇到的各种典型病例，这些内容是独一份的，在其他孕产书上是看不到的。

蒋大夫是一个胸怀大爱的医生，她总是设身处地为患者着想，因此她跟患者的关系特别好，一些患者甚至跟她保持着长达20年的密切联系，彼此之间就像亲人一样。这一点在她的书里也体现得淋漓尽致，从字里行间能够感受到一种人文主义的关怀。我也是医生，读蒋大夫的书，我感同身受。无论是以前做医生，还是退休后做科普，我们最大的心愿就是希望母亲和孩子都平安健康！

希望大家，尤其是准备做妈妈的女性都能读读蒋大夫的这本书，了解一些妇产科学知识，学会爱惜和保护自己的身体。

2020年5月

自序

让知识带着暖意，为世界传递温度

我的父亲15岁时走出贫困的苏北老家，来到南通高级师专读书。当教师是父亲理想的职业目标，他希望通过学知识，教育救国——这是父亲当时崇高的理想。1926年，父亲受到革命者的影响，成为一名早期的共产党员。他曾经做过多年的地下工作，是现实版的余则成、安在天。地下工作的特殊性，导致父亲后来有很多"交代不清"的问题。

由于出生在这样的家庭，我的童年一直被灰色和冰冷笼罩着。后来，我又经历了"文化大革命"和"上山下乡"。背负着家庭出身的政治负担和沉重的劳动负担，我在乡下度过了整整5年，其间我当过"学大寨"平整土地的突击队长，当过棉花工作队队长，还当过民办教师。那段经历让我终生难忘。

1978年，我通过改革开放后第一次全国性的大学招考，考上医学院，毕业后成为一名妇产科医生。医生的工作十分繁忙，让我无暇去想其他的事情。从2006年起，我担任上海市危重孕产妇会诊抢救中心的主任，抢救病人更是成了家常便饭。不止一次，我一个人在深夜里打上出租车，赶着70多公里的夜路去医院指挥和参加抢救，把产妇从"鬼门关"拉回来；也无数次利用下班后的休息时间，赶往各医院去会诊，攻克一个个疑难杂症；我曾经为了会诊忘记自己的生日，让家人守着生日蛋糕等我到深夜；也在无数个节假日放弃陪伴家人，在医院守着病人……这种工作状态持续了8年之久。

在凶恶顽固的病魔面前，我也并不总是一个胜利者，我曾为花季生命的逝去而流泪叹息，也曾为因缺乏科学知识不知道爱惜自己健康的姑娘而生气着急。但更多的时候，看到危重产妇被抢救回来，产下健康的宝宝而展露欢颜，我为生命的顽强和母爱的伟大而深深感动。在病人的亲人缺席的时候，我也曾"客串"他们的亲人，去安慰和帮助他们。我曾成功救治一名高危产妇，后来她感激地称我为"医生妈妈"。她对我说："蒋妈妈，女儿我资质平平，将来可能不会像您那么有成就，唯有坚强而愉快地活着，才能对得起您的再造之恩。"这些深情的话一直感动和激励着我，让我觉得这么多年付出的一切都是值得的。

退休后，我不用再进行会诊和参加抢救，便有了更多自由支配的时间。我想，我可以换一种方式来延续自己"一辈子认真做医生"的誓言。

2014年，我开始在新浪微博上进行医学健康答疑，遇到网友求助，我也会远程指导危重病人的抢救。这两年，在微博发表科普文章、为网友答疑解惑之余，我偶尔还会进行科普知识直播，得到网友们的热烈响应。我的微博粉丝在三四年内达到120多万。2018年，我被上海科普作家协会吸收为会员和母婴专栏专家，还被新浪育儿评为母婴研究院专家、母婴自媒体金牌专家、2018年度母婴公益人物践行奖、2019年度杰出公益人物贡献奖，被新浪微博评为"2019健康医疗最受欢迎的医生"，被腾讯育儿和妈妈网评为"千万妈妈信赖的医生"……不经意间，我竟然成了科普大V。

一年前，父亲的母校南通高级师专打算拍摄一部我父亲和他两位老战友的革命经历的电影，我受邀参加了电影拍摄座谈会。我走在父亲求学和参加革命的路上，接触了父亲当年的学习和生活环境。我来到父亲当年做地下工作的地方，如今那里是一座公园，我抚摸着那里的一草一木，仿佛重走了父亲的革命之路，感受着父亲的心路历程，感慨万分。在这里，我遇到了父亲两个最亲密的同学和战友的后人，听到了两个家庭各不相同的经历。父亲的老同学刘伯伯的女儿告诉我，她父亲曾说过："谁都不要追究已经发生的一切，要以百倍的努力和成绩来改变中国，使祖国更文明、更完美、更强大。"

刘伯伯的话让我深受触动！我明白了包括父辈们在内的无数先烈，他们吃苦受累、冒着生命危险去参加革命，并不是为了自己，而是为了改变中国，为了给子孙后代闯出一片新天地。我也明白了，我们每一个人都有义务为这个世界贡献温情、化解冰冷。那一瞬间，我萌发了写书的念头——我决定让医学健康知识携带着真情和温暖，向世界传递我的温度！

后来，恰好中国妇女出版社找到我，希望我在网络科普的基础上编撰一本科普图书，这和我之前的想法不谋而合。网友对我科普文章的喜爱，反映的是人们对健康知识的渴望，也是对我进行科普工作最大的肯定和支持。如果把这些科普知识编成体系更完整、内容更充实的图书，一定会让更多的人受益。所以，我欣然答应了出版社的邀请，便有了这本书的诞生。

100年前有一位医生叫特鲁多，人们记住他并不是因其在学术上的成就，而是他的一句墓志铭，那是他一生从医的总结："有时是治愈，常常是帮助，总是去安慰。"这句话告诉人们，医生的职责不仅仅是对疾病的治疗，还包括对人的帮助和安慰。我想，自己在30多年的医生生涯中，已经努力做到了治疗疾病、挽救生命，现在的我，可以通过网络和图书，给予人们更多的帮助和安慰。

这就是我——一个对疾病疾恶如仇、对病人温情似水的老医生写这本书的目的。哪怕这本书能解决你些许的困惑，我也会倍感欣慰！

在本书出版过程中，特别感谢张思莱教授的建议和推荐，感谢中国妇女出版社领导对本书的大力支持，也感谢责任编辑对本书做出的大量的整理工作。

目录

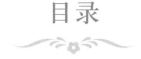

Part 1

怀孕，你准备好了吗

第1课　月经是生命之花——月经对怀孕的影响 ／ 2

月经过多对怀孕有影响吗 ／ 3

月经少对生育有影响吗 ／ 12

痛经也会影响生育吗 ／ 15

闭经会导致不孕吗 ／ 17

第2课　"神枪手"养成记——说说安全期和排卵期 ／ 21

排卵期推算法——"15 天法则" ／ 22

蒋大夫指导的实战演习："神枪手"养成记 ／ 26

第3课　不孕不育谁之"过" ／ 30

多囊卵巢综合征 ／ 30

诊间纪实 ／ 38

卵巢囊肿和多囊卵巢有何区别 ／ 40

别逗了，生不出孩子和脖子有关 / 41

阴道江湖的血雨腥风——阴道炎影响怀孕吗 / 43

人流，不止伤害了你的子宫 / 48

试管婴儿 / 50

"提高生双胞胎概率的方法"靠谱吗 / 53

第 4 课　一场迎接生命的修行——怀孕前需要做好
哪些准备 / 55

主动寻求孕前健康教育及指导 / 55

做好常规医疗保健 / 56

必要的体格检查 / 57

复发性流产患者检查项目 / 60

传染病疫情中的准妈妈，面对复工怎么做 / 61

传染病暴发期间，备孕人群该如何应对 / 62

孩子的身高和哪些因素有关系 / 64

备孕期间为什么要做口腔科检查 / 65

二胎妈妈的备孕之路 / 66

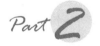

怀孕了，如何顺利度过孕期

第 1 课　如何判断自己怀孕了 / 72

怀孕的信号有哪些 / 72

验孕试纸靠谱吗 / 74

什么时候可以在 B 超下看到宝宝 / 76

不同的 HCG 值可以预测妊娠风险吗 / 77

你的宝宝在肚子里悄悄地干了什么 / 79

是大姨妈，还是植入性出血 / 84

如何应对早孕反应 / 86

第 2 课　告别噩梦，寻找怀孕良方 / 89

胎停育的原因 / 89

宫外孕 / 90

生化妊娠——一场精子与卵子擦肩而过的邂逅 / 92

怀了葡萄胎——一次美丽的错误 / 94

李斯特菌病——可引起不良产科预后的病菌感染 / 95

第 3 课　明明白白做产检 / 100

所有孕妇都需要做产检吗 / 100

孕期 B 超检查的重要性 / 102

脐带真结会导致胎儿死亡吗 / 110

胎儿肺囊腺瘤是肺畸形还是肿瘤 / 112

从胎动可以看出男孩还是女孩吗 / 113

羊水穿刺和无创 DNA / 115

第 4 课　给宝宝一个健康的开始
　　　　——如何做好孕期健康管理 / 120

给孩子一个健康的开始 / 120

孕早期怎么给孕妇补血 / 122

老婆怀孕了，老公应该怎么做 / 125

孕妇可以坐飞机吗 / 128

第5课　如何应对孕期常见疾病 / 132

如何预防和治疗流感 / 132

孕期得了阴道炎可以治疗吗 / 135

传染病暴发期间怀孕，怎么办 / 137

孕期面瘫 / 138

孕期仰卧综合征 / 140

臀位外倒转术 / 142

孕期乙肝 / 144

妊娠期糖尿病和妊娠期高血压 / 151

传染病暴发期，孕妇如何做好防护 / 153

Part 3

了解分娩，你可以轻装上阵

第1课　做好产前准备 / 158

宝宝是怎么出生的 / 158

分娩的信号有哪些 / 160

生孩子太快，来不及去医院怎么办 / 165

如何调节分娩恐惧症 / 166

第2课　自然分娩 / 170

自然分娩的好处 / 170

自然分娩的过程与感受 / 171

自然分娩需要提前做好哪些准备 / 174

怎么知道自己快生了 / 176

高度近视的产妇容易发生视网膜脱落吗 / 177

第 3 课　剖宫产 / 178

剖宫产的前世今生 / 178

哪些情况下需要进行剖宫产 / 181

剖宫产会给产妇造成哪些影响 / 183

头胎是剖宫产，二胎可以自然分娩吗 / 185

上次剖宫产的切口影响这一胎自然分娩吗 / 186

网友的疑惑：最多能做几次剖宫产 / 187

过期妊娠 / 189

胎膜早破 / 190

帆状胎盘的故事 / 191

第 4 课　无痛分娩 / 195

什么是无痛分娩 / 196

哪些产妇可以做无痛分娩 / 197

无痛分娩常见的误区 / 197

第 5 课　顺产真"锦鲤"——拉玛泽呼吸法 / 200

什么是拉玛泽呼吸法 / 200

拉玛泽呼吸法的好处 / 200

什么时间开始练习拉玛泽呼吸法 / 201

拉玛泽呼吸法的正确步骤 / 201

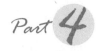

Part 4

产后，如何进行科学护理

第 1 课　健康坐月子 / 206

你的"月子"坐得科学吗 / 206

哪些食物适合产后吃 / 208

剖宫产坐月子的护理要点 / 209

第 2 课　如何进行产后恢复 / 211

产后运动康复 / 211

凯格尔运动——盆底康复的神招 / 215

关于妊娠纹，你想知道的都在这里 / 218

关于产后性生活的那些事儿 / 220

哺乳期的避孕方法 / 223

第 3 课　了解产后恶露 / 226

产后恶露需要促排吗 / 226

产后恶露的三个阶段 / 227

产后恶露不尽 / 229

第 4 课　产后疾病预防与治疗 / 232

产后抑郁 / 232

产后月经不调 / 234

晚期产后出血 / 236

第 5 课　母乳喂养 / 240

新手妈妈如何轻松当"奶牛" / 240

实现母乳喂养，有哪些决定要素 / 240

哺乳期常见问题 / 246

第 6 课　传染病暴发期间的母婴防护 / 249

新型冠状病毒肺炎和流感、普通感冒有何区别 / 249

如何预防新型冠状病毒感染 / 251

一次性外科口罩的正确戴法 / 252

传染病暴发期间的家庭防护 / 253

小小的病毒为何能经常来欺负人类 / 256

参考文献 / 259

蒋大夫答疑索引 / 260

Part 1

怀孕，你准备好了吗

孕育一部史诗，

爸妈是作者，

医生是编辑。

第 1 课

月经是生命之花——月经对怀孕的影响

月经是生命之花，怀孕是生命的延续，规律的月经对怀孕很重要。那年，发生在南京大屠杀之夜——

我的姨妈书娟是被自己的初潮惊醒的，而不是被 1937 年 12 月 12 日南京城外的炮火声。她沿着昏暗的走廊往厕所跑去，以为那股浓浑的血腥气都来自她 14 岁的身体……这时我姨妈只知一种极致的耻辱，就是那注定的女性经血。（摘自严歌苓《金陵十三钗》）

在科学不发达的年代，人们认为月经是肮脏、邪恶的温床。严歌苓在《金陵十三钗》中描绘的月经初潮引起少女的恐慌甚至大过侵略者屠城的炮火带来的恐惧，这在今天看来是匪夷所思的。

月经初潮是青春期的重要标志，也是幼女出落成少女的标志，是富有孕育能力的象征。当卵巢产生的雌激素滋养了子宫内膜，使之增殖变厚，成为可以孕育宝宝的肥沃土壤，不断分泌的雌激素达到一定水平

2

时，它的"好姐妹"孕激素在下丘脑的指挥之下，"嗨"出新高峰。雌、孕激素"两姐妹"的精诚合作，使子宫内膜充分成熟，然后果断脱落，完成"这一届"子宫内膜的光荣使命。脱落的子宫内膜使子宫螺旋动脉断端暴露并出血，这些血最终经阴道流出成为月经。

月经中95%的经血来自静脉血和动脉血，其余是组织间渗出的液体和细胞碎片、炎性细胞、宫颈黏液及脱落的阴道上皮细胞。所以，从本质上来说，月经是激素促开的血的精灵、花朵，是女性富有生殖能力的象征。当人们嫌弃经血的肮脏时，不知道这精灵的血中还存在着丰富的干细胞。经血干细胞的自我复制、定向分化能力很强，可用于治疗肺损伤、肝硬化、心肌梗死、糖尿病等慢性疾病。月经不仅不脏，而且是宝，子宫就是个货真价实的藏宝箱！

月经的四要素：正常的频率、规律性、经期长度和出血量。正常的月经周期是规律的，大约21～35天，平均28天；行经2～8天，平均4～6天；一次月经的总失血量叫经量，正常月经量多为20～60mL，多于80mL为月经过多。月经过多过少都是病，应该找医生帮忙。

月经过多对怀孕有影响吗

小王28岁，马上就要结婚了，但是月经过多一直是她的心病。于是，她来到我的诊室。小王问："蒋大夫，月经过多对怀孕有影响吗？"

我回答她："当然了，月经过多的根本原因是疾病，流血多只是疾病的一个临床表现而已。月经过多是某些疾病的表面现象。在引起月经过多的常见疾病中，有一个叫子宫肌瘤的东西最耀眼。还有两种疾

病，分别叫子宫内膜增殖异常和子宫内膜息肉，这两个'坏蛋'几乎
和子宫肌瘤并驾齐驱，堪称造成子宫异常出血而且严重影响生育的'罪
恶三杰'。"

子宫肌瘤

什么是子宫肌瘤

子宫肌瘤是发生在子宫的包块，是育龄妇女常见的良性肿瘤。按
照肌瘤生长的位置，子宫肌瘤可分为宫体肌瘤（约占90%）和宫颈肌瘤
（约占10%）。宫体肌瘤按照与子宫壁的关系还可以分为三类，分别
是：肌壁间肌瘤（约占60%～70%）、浆膜下肌瘤（约占20%）和黏膜
下肌瘤（约占10%～15%）。

不同类型的子宫肌瘤对生育的影响不同。子宫肌瘤生长的位置及大
小，决定了其与不孕的相关程度。如果子宫肌瘤的存在导致了宫颈、宫
腔和输卵管口形态改变，会导致宫腔和输卵管堵塞，直接影响精子和受
精卵的输送，也会影响胚胎着床。较大的肌壁间肌瘤可导致子宫肌纤维
的正常排序，使子宫的收缩波方向发生紊乱，从而影响精子的输送和胚
胎的着床。

黏膜下子宫肌瘤突向宫腔内，把子宫腔内平坦的"沃土"变成复杂
的"丘陵"和起伏的"山丘"，于是，肥沃的"土壤"变得贫瘠。这种
现象不可小觑，如果发生在自然界，可能就会挑起海啸和地震，成为改
变地球的力量。突向子宫腔的肌瘤，还增加了子宫内膜的覆盖面积，当
增大的子宫内膜脱落时，黏膜下的小动脉断端有过多的血液流出，经量
势必会增加。肌瘤在宫腔内占据不同的位置，就会不同程度地干扰子宫

内安静、神秘的内环境，不仅侵占了有效的空间，还像异物一样刺激子宫收缩，并成为流产和不孕的主要因素。

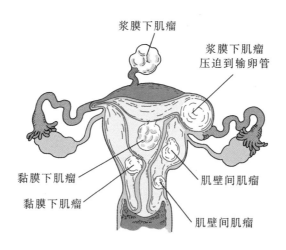

浆膜下肌瘤

浆膜下肌瘤
压迫到输卵管

黏膜下肌瘤

黏膜下肌瘤

肌壁间肌瘤

肌壁间肌瘤

子宫肌瘤的位置

子宫肌瘤对怀孕有影响吗

子宫肌瘤是女性生殖器官最常见的良性肿瘤，好发于育龄妇女。所以，怀孕时合并有子宫肌瘤，是不少孕妈妈必须面对的问题。

首先，子宫肌瘤与怀孕的关系是怎么样的？

●子宫肌瘤与不孕。子宫是孕育宝宝的器官。宫腔是未来宝宝居住的房间，宝宝是很挑剔的，他的房间必须温暖、舒适并大小合意，他才愿意居住下来。子宫肌瘤，特别是黏膜下子宫肌瘤的存在，如同在房间里放了一块石头。直径大于4cm的肌瘤，包括肌壁间肌瘤和黏膜下肌瘤，都有可能造成不孕或者早期流产。有统计认为，单纯因子宫肌瘤造成的不孕，占不孕患者的3%左右。

●子宫肌瘤会把孩子挤出来吗？总体来说，多数子宫肌瘤并不太大，不会给怀孕过程带来太大影响，发生严重并发症的情况一般小于1%。

● 位于子宫下段体积较大的肌瘤，可能会在分娩时阻碍胎头下降，增加剖宫产的可能。部分子宫肌瘤的刺激，还可能增加早产的概率。

综上所述，子宫肌瘤对胎宝宝还算友好的，大多数的情况下，它们是可以和平共存的。我们对于妊娠合并子宫肌瘤要重视，但也没有必要太紧张。

其次，怀孕对子宫肌瘤的生长有影响吗？

● 随着怀孕的进行，整个子宫体血流供应丰富，有些肌瘤会借机把自己变得膘肥体壮，迅速扩张体积，占领地盘。

● 还有些肌瘤，在怀孕后因为组织充血梗阻发生红色样变性，此时孕妇会腹痛、恶心呕吐、局部压痛，还会有轻度发热甚至不规律宫缩的情况发生，遇到这种情况需要及时就医。

所以，有子宫肌瘤的孕妇，在整个孕期要进行必要的随访和关注。

子宫内膜增殖异常和子宫内膜息肉

如果患者发生了内分泌紊乱，持续过高的雌激素水平会长期抑制卵巢排卵，而不排卵就不会有子宫内膜的脱落，失控的子宫内膜就会过度茂盛。疯长的子宫内膜在子宫内形成单个或多个光滑肿物，这就是子宫内膜息肉。

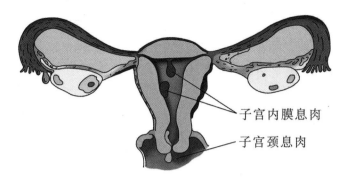

子宫内膜息肉

子宫颈息肉

子宫内膜息肉

　　子宫内膜息肉可分无蒂和有蒂，蒂的长短不一，长的可使息肉突出于宫颈外口，像一个悬挂的迷你茄子。子宫内膜增殖异常和子宫内膜息肉突出的表现之一，就是经量增多、经期延长、痛经、不孕和流产。

　　胚胎就像一个弱小的宝宝，子宫腔就是宝宝居住的房间。对于房间，居住要舒适、大小要合意、环境要安静，没有干扰的房间才是宝宝的最爱。宫腔里的肌瘤和息肉"鸠占鹊巢"，会让宝宝感到拥挤。长在宫腔内的肌瘤还会像异物一样诱发宫缩，宫缩像地震一样让宝宝感到不安，宝宝会任性地选择拒绝生长甚至果断离开。于是，不孕、胎停育或者流产就发生了。

子宫腺肌病

　　当覆盖在子宫腔表面的宫内膜腺体及间质侵入并驻扎在子宫肌层时，称为子宫腺肌病。其原因可能是多次的妊娠分娩、人工流产、过度刮宫等，使子宫内膜基底层创伤；或生殖道阻塞，使经血不能向外引流，本该在内膜存在的腺体细胞挤入肌层，并"就地种植"。

　　这些"迷路的孩子"真不省心，每来一次月经，就会增生、脱落、出血一次，但是却没有通道像正常月经一样排出体外，只好"蜗居"在肌层，各自为政。随着子宫肌层间隙中的微小血窦越来越大，子宫也就慢慢被撑大了，并变得硬邦邦的。

我在手术中见到过严重的子宫腺肌病病灶，切开后像密密麻麻的蜂巢密布在子宫壁肌肉中，真心心疼那些病人，可以想见她们遭受过怎样的煎熬。

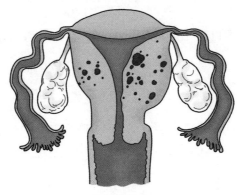

子宫腺肌病

持续并进行性加重的痛经、月经异常、不孕，是子宫腺肌病最常见的三大痛苦。其中，痛经发生率为15%～30%，月经过多发生率为40%～50%，不孕率可达6.9%～34.3%。说实话，这三种痛苦不要说都发生在一个人的身上，就算摊上一种也够难受的，它会严重影响生活质量。每一次月经期，无数个病灶孔内出血，子宫壁就像一个充满蜂蜜的蜂巢，使子宫壁膨胀，异常的压力使它的主人痛不欲生。由于子宫腺肌病病人月经增多、经期变长，我在门诊常遇到患者因经血量过大而引起贫血，为了救命她们甚至需要输血。

特别让我心痛的是，我有一个患子宫腺肌病而且干活儿不要命的同事，为了抗击流感，几个月都待在实验室，不顾自己流血腹痛，一心一意攻克难关，没有时间去治疗由月经过多造成的重度贫血。当攻关小组成功发现了当年的新型流感病毒而获得国家特等科技进步奖时，她却失去了自己45岁的生命。许多年过去了，如今我还时常想起她，每每想起，都会感到万分的心痛与遗憾。

这种病有药物（保守）治疗和手术治疗等选择，终极治疗方法就是切除子宫，当然，如果能在怀孕生孩子之后再切除，会更理想。对于症状轻的患者，可以熬到绝经，方能"近者亲其善，远者慕其义，兵不血刃"。

蒋大夫答疑

解脲支原体阳性

Q 解脲支原体阳性应该如何治疗，对怀孕是否有影响？另外，请问如B超查出子宫肌瘤，想要怀孕是否要先进行子宫肌瘤手术？

A 解脲支原体实际上是阴道里常驻的微生物，一般情况下，除了天天在身体里"免费住店、蹭吃蹭喝"之外，也不会有更多的伤害，除非人体发生菌群失调，才会使人致病，产生不舒服的症状。所以，在原则上，如果仅仅是解脲支原体阳性，但没有症状，比如阴道炎、尿道炎、急性宫颈炎这些情况，是不主张治疗的。但是在怀孕的时候应引起特别注意，如果孕期发现了解脲支原体阳性，还是有必要治疗的。因为它可能会引起上行感染，这些感染对大人问题不大，但是可能会造成早破膜和新生儿感染，后果十分严重。

子宫肌瘤造成不孕的问题，是不孕中一个比较常见的原因，也是造成流产的原因之一。子宫肌瘤关键要看长在什么地方，如果是黏膜下的子宫肌瘤，就是长在宫腔内的肌瘤，肯定要通过手术进行摘除，因为本来宫腔是给宝宝住的，结果来了个瘤子住在里面，占据了子宫，怎么可以？肌瘤会造成宫腔的内环境不好，导致不好受孕，并且容易流产。另外就是肌壁间的肌瘤或者浆膜下的肌瘤，如果它是往肚子里边长，而不是往宫腔里面长的肿瘤，大可不必管它，多数不会影响怀孕。但是特别大且往里面突出的肌壁间肌瘤，把整个宫腔都挤变形了，当然也会影响怀孕。这种情况可以通过腹腔镜和宫腔镜进行肌瘤挖除术，重建子宫良好的形象，对怀孕还是有好处的。

子宫肌瘤导致经期肚子痛

Q 你好医生，我25岁，未婚。我生理期前10天左右肚子会剧痛，每次痛10分钟左右，每隔两三个小时痛一次，是剧痛那种，感觉像刀子在肚子里划似的，这种情况是一年前出现的。后来去医院检查，发现一个直径2厘米的子宫肌瘤，医生开了药，到现在还没有好转。请问这到底是什么原因造成的？应该如何解决呢？

A 子宫肌瘤即便需要治疗，多数也不是通过吃药来治疗的。吃药治疗子宫肌瘤疗效非常有限，最多只能让很大的子宫肌瘤缩小一点，让做手术时容易些。至于你的腹痛是什么原因造成的，需要认真检查才能知道。就目前的情况来看，这种痛不太像痛经，倒像肠痉挛，可以到内科检查治疗。另外，2厘米的肌瘤也不需要治疗，随访观察即可。

从月经能看出身体好坏吗

Q 通过月经能看出人的身体好坏吗？

A　伴随卵巢周期性变化出现的子宫内膜周期性脱落和出血，就是月经。月经是女人的专属品，通过识月经辨女人健康应该能讲得通。

　　品滋味。女性一般在13岁左右月经开始来潮，标志着下丘脑—垂体—卵巢轴开始工作。到49岁左右则自行闭止，轴系统逐渐停止工作，"告老还乡"。正常的月经周期通常是28天左右，信而有期，很少乱来。月经品质不稀不稠，不易凝固，无明显血块。如果不是上述情况，而且有较大的差别，可考虑是月经病。

　　闻气味。正常月经有轻微的血腥味，不含其他异味。如在月经期有明显臭味，合并腹痛发热，可能有急性生殖系统炎症，比如子宫内膜炎、宫颈炎、阴道炎。

　　看颜色。正常的月经血应呈暗红色，包含血液、子宫内膜碎片、宫颈黏液及脱落的阴道上皮细胞，还含有前列腺素及大量纤溶酶，故月经血不会凝结成血块。如果月经血又黏又稠或清稀如水，或夹有较多血块，则提示有功能失调性子宫出血病、子宫肌瘤、贫血等病症。

　　视多少。每次月经总量约为20～60mL。如果子宫出血量多，或淋漓不断出血，应考虑子宫内膜炎、流产、生化妊娠、宫外孕等妇产科疾病。

　　看并发。如合并严重痛经，则提示子宫内膜异位症，如有经前水肿、行经期间情志异常等，则提示经前紧张综合征；如经期伴随发烧、下腹坠痛，则提示盆腔炎，应及时就医。

　　综上，看月经是辨别女性身体健康，尤其是生殖系统健康的靠谱方法。

如何知道会不会排卵

Q　蒋医生，怎么才能知道自己会不会排卵？

A　排卵障碍最明显的特征就是闭经或者月经不正常，患者通常会因月经问题就诊。

■ AMH 值下降该如何保养 ■

Q 我想请教一下，女性（33岁）AMH值[1]下降该如何保养？

A 如果AMH值下降，窦卵细胞小于10个，间隔一个月的两次FSH[2]>25 U/L，雌激素减少，月经不规律甚至绝经，这就提示卵巢功能早衰，也叫早发性卵巢功能不全。当然，要进行多次的检查验证，不要轻易下结论。如果经过多次慎重检查和化验，确定了卵巢功能早衰，就只能用人工的替代疗法，目的是缓解潮热盗汗等类似更年期的症状，预防远期并发症（如骨质疏松、心血管疾病、早老性痴呆等），以及防止子宫萎缩。其他市场流行的各种所谓的卵巢保养是没有用的，千万不要轻信，信了就等于交智商税。

月经少对生育有影响吗

一次，我在出诊时，一位名叫小玲的女孩问道："我年轻不懂事，和男朋友在一起时，没有戴套，也没有吃避孕药，以致多次怀孕、多次人流。但是为了减轻损伤，我都花了大价钱选择了无痛人流和人流后保宫治疗，为什么我还是月经不调？这样会影响我身体排毒吗？会过早衰老吗？会影响我以后生孩子吗？"

这一连串的发问，表达了小玲焦虑的心情。她的担心多余吗？不！多次人流不可避免地会造成子宫内膜更大的损伤，无痛人流和所谓的保

1　AMH值：抗缪勒管激素（Anti-Müllerian Hormone，AMH）。AMH检查能够可靠、快速地评价卵巢储备功能，从而得知女性的生殖能力以及更年期的开始时间。AMH数值越高，说明卵子存量越多；数值越低，说明卵巢功能越差。
2　FSH：促卵泡生成素（Follicle-Stimulating Hormone），由脑垂体合成并分泌的激素，是反映卵巢功能状态的重要参考指标。

宫治疗，以及广告上名目繁多的"高科技"人流，都不能减轻人流手术对子宫内膜造成的损伤。青春年少的姑娘们，每一次人工流产都有可能造成不能怀孕，当你们没有做好生孩子的准备时，一定要果断采取避孕措施，而不能把这样的反复人流当节育措施。人流只是补救措施，不要当成节育方式。要明白，人流对自己造成的损伤不只是疼痛。医生担心的不是"排毒"，而是人流损伤造成的远期影响，包括怀孕困难和可能遭遇流产，这些都是不可逆转的损失。

影响月经量的原因，除了机械的损伤之外，还有内分泌紊乱、卵巢功能减退，以及因疾病造成的子宫内膜的损伤、萎缩等。

那么，造成月经量少的原因到底有哪些呢？

原因一：排出通道梗阻

排出月经的通道有子宫、宫颈、阴道。生殖道的先天畸形、人流手术、输卵管通液术、黏膜下子宫肌瘤剔除术等，都可能对这些器官造成损伤，导致发炎、粘连等，均可造成月经排出通道梗阻。

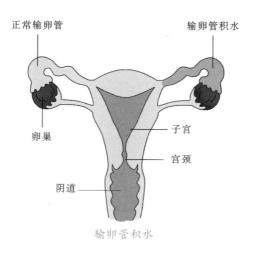

输卵管积水

原因二：卵巢功能衰退或其他内分泌疾病的影响

　　一位10多年不见的老朋友突然找到我，43岁的她想生二胎，但月经不正常，想找我给调调经再怀孕。经过各种检查，结果都令人失望。B超没有看到窦卵泡[1]，AMH值只有0.18，这一切表明她的卵巢功能基本衰竭了，而卵巢功能衰竭是不可逆的。她几乎没有再怀孕的希望了……

　　窦卵泡是基础卵泡，其数量代表着卵巢储备功能的强弱。卵巢功能减退决定着女性的生殖年限，而卵巢功能早衰缩短了生殖期限，对女性的健康、生活质量有着严重的影响。但令人无奈的是，目前针对卵巢功能减退没有有效的治疗方法。所以我们经常强调，生孩子要尽早，不给卵巢功能减退造成的不孕以更多的机会。至于想生二胎、多胎的，有了更好，锦上添花，不能怀孕也要想开。

　　此外，高泌乳素血症、多囊卵巢综合征、甲状腺功能异常、长期服用抗精神病药物等，也会影响月经，遇到这些情况也要积极防治，以免影响生育。

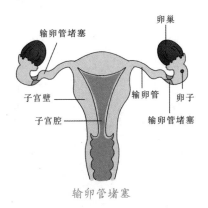

输卵管堵塞

1　窦卵泡：卵巢中卵泡的数量代表着卵巢功能的好坏。妇产医学中以B超检测到的2～9mm大小的窦卵泡数量作为代表，通过窦卵泡计数（AFC）的方法，来预测卵巢功能的好坏。

原因三：子宫内膜结核

丈夫家的远房表妹出生在太行山区，那里医疗条件不好。表妹打小就有肺结核，没有接受过正规治疗。后来她总算磕磕绊绊地长大了，通过招亲上门，找到了一个如意老公。但是结婚3年了，仍没有怀孕，一家人都很着急。表妹非常期望当妇产科医生的嫂子我给她一个能看好病、会生孩子的结论。但是，经过检查，结论是令人失望的。她不仅输卵管不通，而且有子宫内膜结核，生育的可能微乎其微。

输卵管、子宫感染结核，会使输卵管管腔和宫腔挛缩、粘连、变形，导致月经量减少，严重者甚至发生闭经。没有受精的通道和正常的子宫内膜，卵子就不可能受精、着床、发育，患者当然就不会顺利地生孩子了。

值得提醒的是，有些患者自幼患结核，但自己却不知道，也没有经过正规治疗，直到发生不孕时才发现生殖系统的病变，再治疗为时已晚。因此，当发生结核感染时，要及时进行抗结核治疗，避免造成不可挽回的损伤。

月经量过少，首先要明确诊断，积极治疗，不轻信谣言，不以身试"法"，到靠谱的医院寻求正规的治疗。

痛经也会影响生育吗

很多人以为痛经是正常的事情，喝喝红糖水、吃点止痛药，扛一扛就过去了。但到了备孕的时候，却总也怀不上，这才知道原来痛经也会影响生育。

痛经分原发性痛经和继发性痛经。

原发性痛经

原发性痛经的原因不明，治疗上以止痛为目的的治疗手段为主。常规给药方案是服用非甾体抗炎药和非类固醇抗炎药。推荐剂量从初始负荷剂量开始，然后再按照推荐的每日最大剂量定期、定量服用。有规律的锻炼可能会改善痛经症状，也可以用加热垫热敷或喝红糖热水辅助治疗。《2017年加拿大原发性痛经共识指南》推荐穴位刺激或者用生姜辅助治疗（反中医者勿喷！我只是指南的搬运工）。痛经特别严重治疗无效者，也可以经过手术治疗达到彻底止痛的目的。

原发性痛经是没有找到盆腔器官病变或者说是原因不明的痛经，这种痛经始于初潮或其后不久，和生育关系不大。

继发性痛经

继发性痛经是真的"病"，多因盆腔器质性疾病导致。常见的疾病是子宫腺肌病和盆腔炎。研究显示，25%～35%的不孕患者与子宫内膜异位症（简称内异症）有关，而子宫内膜异位症患者发生不孕的比例高达40%～60%。内异症可造成盆腔粘连，致使输卵管与卵巢之间位置关系发生改变，干扰输卵管的蠕动，影响输卵管伞拾卵和对受精卵的输送，成为机械性不孕或者宫外孕的因素之一。内异症最好发的部位为卵巢，异位种植生长在卵巢的子宫内膜，导致卵巢功能紊乱，影响卵泡的正常生长、排卵和黄体功能，进而导致不孕。

此外，异位子宫内膜还可以造成腹腔内环境和自身免疫状态的改变，干扰生殖过程而造成不孕。这些均可能是导致患者不孕的原因。

有人形容内异症是"出轨"的子宫内膜，它像子宫内膜的沙尘暴，四处扩散，所到之处寸草不生。内异症造成的痛经、不孕和盆腔包块成为三大"罪证"，严重影响了女性的孕育能力，如果患有内异症，建议先接受正规治疗后再进行备孕。

闭经会导致不孕吗

闭经是妇科病中一种常见的症状，而不是一种独立的病。我们通常把闭经分为原发性闭经和继发性闭经。

原发性闭经是指满16岁的女性第二特征出现但月经从未来潮，或者年满14岁仍无女性第二性征发育。原发性闭经约占闭经患者的5%。

继发性闭经是指正常月经发生以后出现的月经停止6个月以上，或根据自身月经周期来算，停经3个周期以上。继发性闭经大概占闭经患者的95%。

青春期（前）、妊娠期、部分哺乳期以及绝经后的月经不来潮，均属于正常生理现象，不能算作闭经。不管什么原因造成的闭经，通常是不能怀孕的，原因且听如下分析。

闭经的常见原因

闭经原因复杂，需要妇科医生进行认真的检查分析，才能明确病变的部位，分清疾病的种类。

医学上按照部位把闭经分为下丘脑垂体性闭经和卵巢性闭经，这两种闭经往往不会排卵，不排卵当然不会怀孕。

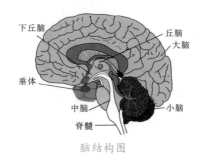

脑结构图

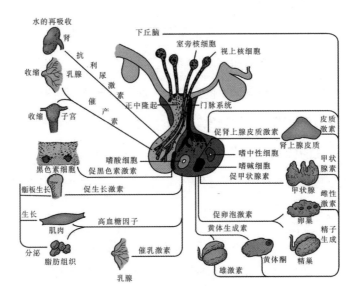

垂体激素的作用

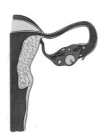

卵巢性闭经

此外，还有子宫性闭经，比如结核性子宫内膜炎、过度人流刮宫导致的闭经。子宫内膜是受精卵种植的"土壤"，没有土壤怎么能种植？

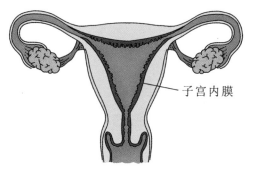

子宫内膜

子宫性闭经

最后一种叫生殖道性闭经，比如因为宫颈管粘连、阴道闭锁、处女膜闭锁等导致的闭经。后两种闭经因为受精卵种植障碍，所以往往会造成不孕。

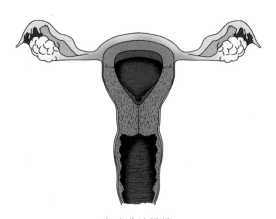

生殖道性闭经

造成排卵障碍的原因

关于闭经，还有一种更高大上的分类，也介绍给大家。世界卫生组织（WHO）按照促性腺激素的高低，将排卵障碍分为三种类型（除去妊娠、性发育异常、生殖道和子宫性闭经等情况）。

I型：低促性腺激素性排卵障碍。雌激素水平极低，其中也包括FSH和LH[1]正常，但是雌激素很低，为中枢性闭经。此型孕激素试验呈阴性，即无撤退性出血。

II型：促性腺激素正常，雌激素也正常，有一定的内源性雌激素。此型多见于多囊卵巢综合征、卵巢储备功能降低、甲状腺或肾上腺功能异常等疾病导致的排卵障碍。此型孕激素试验呈阳性，即撤退后有出血，以多囊卵巢综合征为代表。

III型：高促性腺激素性排卵障碍，包括卵巢早衰及绝经。此型孕激素试验呈阴性，即无撤退性出血。

总之，以上三种类型的排卵障碍都缺乏孕激素。其中I型和III型由于雌激素低，不能诱发排卵，没有排卵就没有孕激素的产生，因此雌激素和孕激素都缺乏。

这些分法比较偏学术，真要学懂不容易，可能需要去读医学研究生，大家不必那么用功，稍作了解即可。

综上所述，因排卵障碍影响生育的患者，一定要及时明确诊断，这是前提。不要在没有明确诊断时便开始治疗，甚至听信偏方"治疗"。这样做不但会耽误大好的治疗时机，浪费金钱，还会打击自己和家人的信心，很难取得良好的效果。

1　LH：促黄体生成素（Luteinizing Hormone），由腺垂体细胞分泌的一种糖蛋白类促性腺激素，可促进胆固醇在性腺细胞内转化为性激素。

第 2 课

"神枪手"养成记——说说安全期和排卵期

在微博和门诊上，前来咨询排卵期计算方法的人真不少，到底哪天同房最容易怀孕？应该让精子等卵子（排卵前同房），还是卵子等精子（排卵后同房）？

卵子自卵巢排出后，在输卵管内能生存1～2天，以等待受精；男子的精子在女子的生殖道内可维持2～3天受精能力。所以，在排卵期前一天同房，让精子稍作等待，受孕机会最大。为保险起见，我们将排卵日的前5天和后4天，连同排卵日在内共10天称为排卵期。月经周期始自月经的第一天。一般人的月经周期为28～30天，但是提前或推迟5天也属正常范围。

因为在排卵期内性交容易受孕，所以排卵期又称为易受孕期或危险期，避开排卵期的日子则称为安全期（月经期除外）。用安全期同房来避孕并不是绝对安全，因为还会有期外排卵。所以，如果要避孕，在安全期同房也要同时采用可靠的避孕方法才行。

排卵期推算法——"15 天法则"

如果月经规律，那么预计下次来月经的第一天减15，基本上就是最近一次的排卵期。例如，下次月经是12月15日，那么最近一次的排卵期应该在11月30日左右。

基础体温检测法

排卵后，女性的基础体温通常会升高。可在清晨刚睡醒，还没有进行任何活动之前，测量舌下体温5分钟。未排卵前的体温持续在36.5℃左右，波动范围在0.1℃之内，如果第二天比前一天低0.3℃～0.4℃，则预示着排卵日到来。排卵后，体温很快升高0.2℃～0.4℃，即进入黄体期。

如果基础体温连续升高超过14天以上，应考虑是否已经怀孕。如果基础体温升高少于12天，应考虑是否黄体功能不足。如果基础体温在排卵后24小时升高0.3℃～0.5℃，持续12～14天，则排卵的前一天是同房的最佳时机。

测到体温升高时，排卵已经发生，这时再同房可能就晚了。所以，用测基础体温的方法指导同房怀孕并不是一个很好的方法，不如说基础体温是个怀孕的验证法。

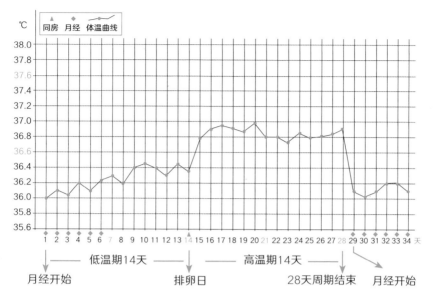

基础体温检测法

宫颈黏液检查法

一般认为，排卵日的宫颈黏液清澈透明，呈蛋清状，排卵后，宫颈分泌物量逐渐减少，转为混浊浓稠状。

排卵前1～2天，宫颈黏液稀薄、透明、呈拉丝状，拉丝长度可达7～10cm。看到这种情况，就赶快同房。排卵前1～2天同房的受孕概率最高，约为30%～35%；排卵当天同房受孕概率略小，约为25%；而排卵后同房，机会就小多了。

所以，排卵的前一天同房是最优选择。我们只能对排卵期进行推测，并不知道哪一天真正排卵。在我们推测的排卵期前两天和后两天，加上排卵期，一共5天的时间之内，要频繁同房。对于男性来说，这可是个体力活儿哦，备孕前期的男性任务繁重，一定要好好锻炼身体，养精蓄锐，准备好最后的冲刺。

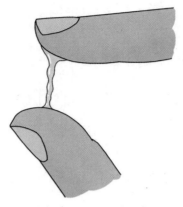

排卵前 1 ～ 2 天的白带

排卵期试纸检测法（LH 水平检测法）

LH水平在排卵前24～36小时最高，测定为强阳性时，第二天会排卵，因此若发现试纸呈强阳性，应尽快同房。血中LH峰值通常在清晨出现，尿中LH峰值较血中的晚6～8小时。因此，检测尿LH应在下午2点后、晚7～8时之前进行。

若排卵试纸测到强阳性，预示将要排卵。排卵一般发生在出现强阳性的24～48小时内，此时连续 2 天同房，受孕率高。需要提醒的是，尿LH峰值持续时间较短，仅在24小时左右，只有排卵前能检测到，如果经过精密的观察和细心的计算抓到了LH峰值，你就赚到了。

B 超检查观察法

在所有测排卵的方法中，最为准确的就是B超监测法，它不仅可以测出两侧卵巢中是否有优势卵泡，同时还能测出优势卵泡的大小、子宫内膜的厚度等。此外，这种方法还可以在一定程度上帮助预测排卵和指导受孕性生活。

B超监测排卵需要连续进行。一般情况下，自月经周期的第10天起开始监测，观察卵泡直径的变化。在排卵前4天，卵泡直径平均每日约增3mm，在排卵前卵泡成熟，直径约17～25mm。排卵后卵泡消失，连续监测可见在排卵前卵泡不断长大，当最大的卵泡消失时，提示发生排卵。通常每2天B超监测一次，当发现卵泡直径达17mm时，应改为每天监测一次。

成熟卵泡的B超表现：卵泡呈圆形或椭圆形，当看到17～18mm的卵泡时，距离排卵不会超过12小时。此时卵泡内呈无回声区，清亮纯净，边界清晰，壁菲薄，张力高。20%的成熟卵泡在排卵前一天可见卵丘图像，在卵泡内近壁处呈短强回声。此时不同房，更待何时？！

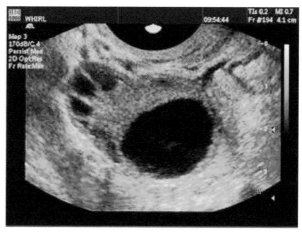

成熟卵泡B超表现

蒋大夫指导的实战演习："神枪手"养成记

小严夫妻都是警察，身体棒棒的，自不用说。小严是狱警，生活尚规律，可丈夫是个刑警，工作辛苦，因为总有任务外出，常常不能按时回家过夜。两人结婚三四年都没有怀孕，被双方老人指责白白浪费了青春年华，最后双方老人下令：一年之内必须"止损"，不得有误。为了提高受孕的概率，每到小严排卵期那几天，丈夫无论如何都得回家，使得这一隐私成为同事间公开的秘密，弄得丈夫哭笑不得。即便这样，还是会"放空枪"。

小严的姐姐是我的同学，她急忙向我求救。我说："好办，好办，我有'神枪手'培训技术啊！"

一般就正常男女而言，怀孕其实不算什么难事，但还是有不少人在怀孕这件事上感到困难。现在就让我们一起来了解一下，怎么精确掌握排卵时间，提高怀孕命中率。

排卵试纸来帮忙

市面上的排卵试纸多为定性试纸，排卵通常发生在LH峰值出现以后的12~36小时，因此一旦尿液检测出现阳性，即可同房。

医院的排卵试纸是半定量试纸，更精确一点，它有一个专门设计的比色卡，通过对比颜色变化来判断体内LH水平。一般来说，当LH比色卡读数达到40以上时，就应当同房。

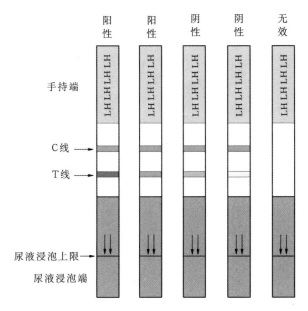

排卵试纸

观察体征变化

通常在排卵前，阴道分泌物会增多，分泌液非常稀薄、透明，拉丝度增大，就好像鸡蛋清一样。把分泌物放在显微镜下，会看到像松树叶子一样的羊齿状结晶。这个阶段，女性的性欲往往也会比较旺盛；部分女性还会感觉肚子有胀痛感。之所以会产生这种感觉，一是由于卵子"横空出世"时总是有点儿痛，二是卵泡液流入盆腔产生刺激，也会加重疼痛感。这个时候要做的，不是吃止痛药，而是要抓紧同房！

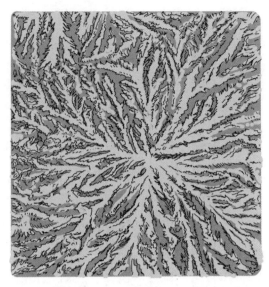

排卵前阴道分泌物在显微镜下呈羊齿状结晶

连续监测基础体温变化

有了一夜质量良好的睡眠，清晨清醒后，静卧，未进食，情绪安静，此时正是测量基础体温的好机会。在排卵后，体温会上升0.3℃~0.5℃，通过基础体温的测定，也可以了解排卵前和排卵后的黄体功能。现在有很多智能产品可以与手机关联，更方便地进行监测和记录。

需要说明的是，基础体温在排卵后24小时升高0.3℃~0.5℃，持续12~14天。如果测到体温升高再同房，可就晚了。这样看来，基础体温检查是个验证法，它可以告诉你的是，如果同房后1天，通过检测基础体温发现排卵，那真是中彩了，差不多可以祝贺你要当爸爸或妈妈了。

蒋大夫答疑

"黑色受孕时间"

Q 什么是"黑色受孕时间"？

A "黑色受孕时间"不是医学名词，是有偏才之人创造的非医学名词。这可真难住老医生我了，因为所有非医学概念，医生都不会比老百姓解释得更好，这是一个规律。

我求助百事难不倒的"度娘"，"度娘"说："黑色受孕期是指精子和卵子在人体不良的生理状态下或不良的自然环境下相遇，形成受精卵。这样的受精卵容易受到各种干扰，质量受到影响。"说得挺完美，但概念太模糊，让人无所适从。怎么判定"不良的生理状态"？哪里有完全良好的生理状态？到哪儿去找完全优良的自然环境？既然是"各种干扰"，你又怎么能够躲得开？因此，不需要刻意避开所谓的黑色受孕时间，而是去发现最适合自己受孕的那几天比较容易，也更靠谱，抓住它就赶快行动。

关于怎么抓住"那几天"，我已经在微博反反复复写了很多。在身体状况相对良好时，生活、事业比较稳定时，心情不特别郁闷时，就去备孕吧。找不到这些"绝对时间"时，可以相对随时。尤其是对于难以怀孕、时间紧迫的夫妻来讲，"随时"其实最重要！

第 3 课

—∽⁓⁓∽—

不孕不育谁之"过"

多囊卵巢综合征

大姨妈不正常?

苗条淑女变胖妞?

胳膊、腿儿和嘴唇上长黑毛?

……

如果你有这些症状,小心幕后黑手——多囊卵巢综合征。多囊卵巢综合征是常见的生殖内分泌代谢疾病,严重影响患者的生命质量。

那么,什么是多囊卵巢综合征呢?

多囊卵巢综合征是生育年龄妇女常见的一种复杂的内分泌及代谢异常所致的疾病,它是以慢性无排卵(月经不规律)和高雄激素血症("女汉子"常见)为特征。

如果将女性的卵巢比喻成一棵苹果树,树上结很多小苹果(卵泡），正常情况下，每个月都应该有大苹果熟透并且掉下树（排卵）。多囊患者的树上苹果也不少，但总熟不透，于是半生不熟的卵泡挤在卵巢里排不出去，把卵巢撑得很大，结果就把苹果变成石榴了。

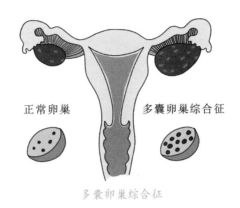

正常卵巢　　　　多囊卵巢综合征

多囊卵巢综合征

那么，多囊卵巢综合征的临床表现有哪些呢？

多囊卵巢综合征的临床表现

- 月经不着调：月经时有时无，量少或者干脆不来（闭经）。

- 肥胖：40%的多囊患者体重超重，以腹部肥胖型多见。内脏脂肪堆积，导致脂肪代谢异常，患有心血管疾病等。

- 不孕：该病多数呈持续的无排卵状态而导致不孕。另外，异常的激素环境还影响卵细胞的质量及子宫内膜，导致胚囊的早期发育异常，以致易发生流产。

- 多毛、痤疮、"女汉子"：受高水平雄激素的影响，多囊患者有不同程度的多毛、痤疮等症状。阴毛呈男性分布，阴蒂肥大发生率为17%～18%。

- 黑棘皮症：皮肤变得呈天鹅绒样增生，角化过度，表面粗糙，呈灰棕色病变。多分布在颈后、腋下、外阴、腹股沟等有皱褶的地方。

● 有心理障碍：有焦虑、抑郁等情感障碍的发生。

● 远期合并症：多囊患者糖尿病、心血管疾病和子宫内膜癌发病率增高，因此多囊卵巢综合征患者成为需要终身随访和治疗的疾病。所以，多囊卵巢综合征贵在早治疗。治疗越早，效果越好。一旦确诊，应马上治疗，以免留下不可挽回的遗憾。

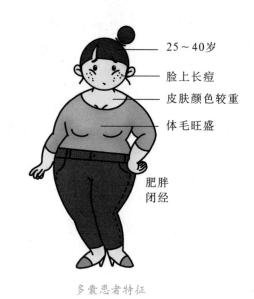

25～40岁
脸上长痘
皮肤颜色较重
体毛旺盛

肥胖
闭经

多囊患者特征

多囊卵巢综合征如何治疗

改变生活行为治疗法

改变生活方式就能治病吗？是的，进行积极的锻炼，少吃高脂肪、高糖食物，提倡低盐低糖、低脂肪饮食，有效减轻体重，保持合理的体质指数（BMI[1]）。这样对恢复排卵非常有利，有人乐观地估计，经过改变生活行为模式，有50%的人可能恢复正常月经。

药物治疗

●调整月经周期的治疗。采用口服避孕药和激素的后半周期疗法，可以有效调整月经周期，纠正高雄激素血症，改善多毛、痤疮等症状。类似月经的周期性子宫出血，可以改善子宫内膜的状况，预防子宫内膜癌的发生。可服用达英-35降低雄性激素，服用二甲双胍提高对胰岛素的敏感性，降低胰岛素抵抗导致的糖尿病。

通过药物治疗的效果往往让人欣喜，有些患者认为，不就是排卵吗？我可以排卵了，但是怀孕的愿望往往还是剃头挑子——一头热。

●促排卵治疗。常用的是氯米芬、来曲唑和促性腺激素，从不同的环节促进内分泌恢复，促使排卵。

●胰岛素抵抗治疗。肥胖的病人可能有胰岛素抵抗，可采用二甲双胍治疗，以改善胰岛素抵抗。

●腹腔镜下卵巢打孔术。这种手段主要用于药物治疗无效的病人。这是一种对卵巢有永久性损伤的治疗手段，所以目前在临床上应用比较慎重。

●试管婴儿。主要用于难治性多囊卵巢综合征导致的不孕病人。

因此，若发现月经失调、稀少，甚至闭经、雄化多毛、体形肥胖等多种症状时，就应想到患多囊卵巢综合征的可能，请及时到医院检查就医。

1　BMI（Body Mass Index），即体质指数，国际上用来衡量人体肥胖程度和健康与否的主要标准。BMI＝体重／身高的平方（单位：kg/m²）。理想的BMI范围为18.5～23.9。

多囊卵巢综合征患者如何怀孕

对于多囊卵巢综合征患者而言，要想顺利怀孕，应打好准备生育的"三大战役"，也许下一个准妈妈就是你。

● 改变生活方式，打一场持久战。 一半以上的多囊卵巢综合征患者都有超重或肥胖的现象，因此这类多囊患者应加强锻炼，管住嘴，迈开腿。体重减少5%～10%，可以使80%以上的多囊患者恢复排卵和月经，从而正常受孕。

● 打好内分泌前锋战。通过口服避孕药，如达英-35、妈富隆等，调节体内激素。对于有生育要求的患者，激素水平恢复正常以后，应停用口服避孕药，尝试受孕。

● 决战促排卵攻坚战。有些患者在调整了生活方式、调节了内分泌后，仍可能无法自然受孕（该类患者占20%～30%）。这时，需要进行药物促排卵，目前常用的有口服与针剂两种类型的促排卵药物，医生会根据患者的具体情况给出指导。促排卵是一个非常专业的治疗方法，为防止一些患者不去看医生，自己买药来吃而造成不良后果，此处不再列出促排卵的药物名称。

蒋大夫答疑

多囊卵巢综合征是否需要服药

Q 我查出来有多囊卵巢综合征，但是很容易怀孕生了二胎。我不怎么长痘，毛发也不旺盛，就是月经不准，经常推迟，最长停经3个月。没有月经感觉很舒服。我这种情况要不要吃药治疗？

A 多囊卵巢综合征是排卵障碍，不是完全不能排卵，所以自然怀孕是有可能的哦。你或者是诊断错误，或者是人品大爆发，所以连续顺利怀了两胎。

多囊卵巢综合征会康复吗

Q 请问蒋大夫，之前B超提示多囊样改变，性激素水平正常，能算多囊吗？另外，我已经自然怀孕生了一子，多囊会康复吗？

A 除非是当时诊断错了，不然多囊没有那么容易康复的。

多囊患者生育后是否会改善

Q 请问蒋医生，多囊卵巢综合征在生育后会不会有所改善？如果没有改善，是不是需要继续服用短期避孕药和二甲双胍？

A 多囊卵巢综合征是一种需要终身监测和治疗的疾病，二甲双胍可能要长期服用，也不要期待马上会好，这样不太现实。

月经量时多时少

Q 医生您好，我已经连续有几个月出现这个月月经量多，下个月月经量必少的情况，月经量多的那个月会痛经。我生理周期很短，每年定时体检，阴道清洁度为三度，宫颈刮片细胞学检查显示有炎症。也筛查过HPV，结果正常，性激素六项检查雄激素偏高，有胰岛素抵抗。可能是多囊卵巢综合征。请问月经量一月多一月少是怎么造成的呢？

A 多囊卵巢综合征本身就是内分泌疾病，造成月经量各种不正常，包括一多一少、不来月经、来了不走等，这些症状都不奇怪。人就是激素管理的动物，激素乱了，月经一定会乱。但这不是最严重的，最严重的是如果不治疗，就不来月经。去认真做激素促排卵治疗吧，蒋医生悄悄地告诉你，多数人的治疗效果是很不错的哦。

多囊患者备孕能否打流感疫苗

Q 我患有多囊卵巢综合征，正在促排备孕。请问我能否打流感疫苗，需不需要避开排卵日或者排卵后的一段时间？如果卵子受精和着床过程中我打了流感疫苗，引起身体一些免疫反应，会不会影响受孕？

A 打流感疫苗不需要避开排卵期，孕妇是流感易感人群，备孕期最好接种流感疫苗。可以随时去打，不会影响受孕。

多囊可以自愈吗

Q 多囊卵巢综合征是可以自愈的吗？医生说需要药物治疗，最明显的就是月经量特别少。

A 多囊卵巢不能自愈，需终身用药。多囊卵巢综合征常常伴有高血脂、高血糖、高尿酸和不排卵、不孕。这其中最好治疗的就是不排卵和不孕。其他的像高血压、高血脂、高血糖，是代谢综合征的情况，需要终身进行监测、预防和治疗。所以，多囊卵巢综合征最好治的症状就是不孕。不要泄气，去正规医院治疗就行了。

对于多囊卵巢综合征患者来说，月经量很少已经比较幸运了，很多多囊卵巢综合征患者不吃药就不会来月经，因为不能排卵。来月经是排卵的一个标志，完全不排卵，就一点儿月经也不来。能来点儿月经，说明或许有间断的不规则排卵，当然也可能存在不排卵性的出血，叫撤退性出血。

巧克力囊肿备孕

Q 我30岁，最近发现了卵巢巧克力囊肿，大小为5cm左右。现在想尝试怀孕，但备孕半年仍未怀上。想问蒋医生，如何顺利怀孕？还想问，如果不手术的话，如何抑制巧克力囊肿继续长大？

A 建议做腹腔镜手术探查，并对卵巢囊肿进行切除或治疗。如果一直不怀孕的话，那你还要考虑一下巧克力囊肿（我们叫子宫内膜异位囊肿）在宫腔子宫壁里面有没有病灶。所以同时可以做宫腔镜和腹腔镜，进行现场探查和治疗，一次性解决问题。

到底什么是"多囊"

Q "多囊"到底是什么意思呢？

A 顾名思义，多囊卵巢就是有很多小囊泡的卵巢。囊泡就是曾经一颗颗的小卵泡，如今变成了一小包水。

你可能会问："我都有这么多小卵泡了，为什么排卵功能还是很差呢？"这也是我在门诊中经常听到患者提出的问题。卵子的成熟和排出可远不只你想的那么简单。正常女性出生时，双侧卵巢有100万～200万个卵泡，在儿童时期多数卵泡不再发育，选择提前"退役"。至青春期时，只剩下30万～40万个卵泡还在坚持工作。卵巢每月发育一批卵泡，但只有一个优势卵泡可以成熟，并顺利排出，其余的卵泡停止发育，自行退化，形成卵泡闭锁。女性一生中的100万～200万个卵泡，最终只有400～500个卵泡发育成熟并排卵，仅占总数的0.2%～0.5%。人生的不易从卵泡开始，所以我们一定要珍惜。

多囊卵巢是因为每个月同样发育了一批卵泡，但是无法正常培养出一个"最佳卵子"，所有的卵子都不能"毕业"。一堆都处于半生不熟状态的卵子，挤在卵巢内不能排出，挤得卵巢又大又肿，不能正常工作，就形成了多囊卵巢综合征。

但是子宫内膜为何质量也变差了？"多囊卵巢"后不是跟着"综合征"吗？这意味着这种疾病是以多囊的卵巢为主要特征，但同时还伴随着一系列症候群，包括高雄激素血症、稀发排卵、胰岛素抵抗等，因此才被称为"综合征"。

其中，多囊卵巢最典型的一个伴随症状是高雄激素血症，让患者表面多毛、长痤疮，像一个女汉子。高雄激素血症会影响正常的卵巢激素分泌，导致雌激素、孕激素分泌紊乱，让子宫内膜不能正常生长。因此，患有多囊卵巢综合征的女性子宫内膜生长紊乱，这就不难理解子宫内膜质量为何会下降了。

诊间纪实

"囊妹"意外当妈

一天，一个患多囊卵巢综合征的胖妹妹来找我解决不来月经的问题。结果，检查发现她已经怀孕16周，小两口笑得合不拢嘴，我当场把她命名为"喜出望外妹"。她不需要看病，直接转到产科建产检卡了。

我曾再三强调，多囊卵巢综合征只是排卵障碍，不是完全不会排卵。多囊卵巢综合征的患者有可能不孕，也有可能一次排卵就成功怀孕，给你带来意外惊喜。所以，"囊妹"们要加油，除了认真治疗，也有很多运气的成分在。

"我怎么就多囊了"

我每次出诊，少不了看月经不正常、多囊卵巢的病人。希望她们能早点看到这篇文章，我们就能顺畅沟通，早日对症治疗。

一次出诊时，一位年轻的小妹妹问："我月经不准，B超检查发现卵巢上有很多小卵泡，我是不是得了多囊卵巢综合征？"

B超发现卵巢上有很多小卵泡，是不是就患上了多囊卵巢综合征？不是这么简单，只有同时具备以下3种表现中的两者，才能诊断为多囊卵巢综合征。

● B超提示双侧卵巢上小卵泡分别≥12个（注意：不是两侧共有12个）；

● 月经不规律，经过检查证实长期无排卵；

● 经性激素检查发现体内雄激素高于正常水平，身体有明显的雄激素增高的表现，如月经失调、闭经、不孕、肥胖、黑棘皮症、痤疮、体毛浓密等症状。

请大家先自查一下，如果有这些症状，就诊时请告诉医生。

由于不能成功排卵，卵巢就只能分泌雌激素和雄激素，而不能分泌孕激素。雌激素刺激子宫内膜增生，而孕激素使子宫内膜发生分泌反应。缺少了孕激素的作用，没有约束的子宫内膜就会疯长，发生子宫内膜增生甚至子宫内膜癌。另外，也是因为不能排卵，多囊卵巢综合征患者是最常见的不孕症患者。

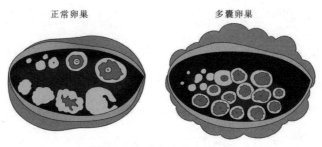

正常卵巢　　　　　多囊卵巢

正常卵巢与多囊卵巢

其实，多囊卵巢综合征并不是那么可怕。无论是否有生育要求，均应进行生活方式的调整，比如戒烟、戒酒。肥胖患者应通过低磷饮食和有氧运动来降低体重。降低体重的5%～10%后，多数患者就能恢复排卵，改变和减轻月经紊乱、多毛、痤疮等症状，并有利于不孕的治疗。当BMI恢复到正常范围时，可以部分改善胰岛素抵抗，阻止多囊卵巢综合征长期发展带来的不良后果，如糖尿病、高血压、高血脂和心血管疾病等代谢综合征。但是，多数人还要进行药物治疗，纠正内分泌紊乱，以获得显著疗效并成功怀孕。如果运动减体重、药物治疗等手段均不见效，还可采取手术、试管婴儿等方法进行怀孕。

卵巢囊肿和多囊卵巢有何区别

卵巢囊肿和多囊卵巢是完全不相同的两种疾病，不管是从临床症状还是从辅助检查手段方面，都有明显的不同。

多囊卵巢

临床有月经不调、闭经、多毛、肥胖等内分泌紊乱的现象，在B超下可见：

● 双侧卵巢增大，可为正常大小的2～3倍，主要是厚度增加，最大径线可达50mm。

● 卵巢皮质层内见多个小卵泡暗区，一侧多达12个以上，其直径约2～5mm，很少见到超过10mm的卵泡。

● 长期无排卵或闭经，没有月经但可见宫腔内有强回声区，此为增厚的子宫内膜，有发生子宫内膜癌的可能。

卵巢囊肿

B超下双侧或者单侧卵巢可见大小不等的囊、实性或者混合性的肿物。临床症状表现：

● 月经紊乱。

● 腹痛，可有持续的隐痛。恶性囊肿多引起腹痛、腿痛等，疼痛往往使患者以急症就诊。巨大的卵巢肿瘤可因压迫横膈而引起呼吸困难及心悸。卵巢肿瘤合并大量腹水者，也可引起卵巢囊肿阻塞产道，忽然发生者多系瘤蒂发生扭转，偶或为肿瘤破裂、出血或感染所致。

● 腹围增粗、腹内肿物。卵巢囊肿患者常会感觉到腰部增粗，下腹不适，下腹部可触及肿物。腹内肿物是门诊主诉最常有的现象，许多患者觉察自己的衣服或腰带显得紧小，方才注意到腹部增大。

● 有压迫症状，造成排尿困难和便秘。

别逗了，生不出孩子和脖子有关

甲状腺是长在气管两边的两块灰白色的肉，因为颜值不高，在这个看脸的时代，通常让脖子当代言人，比如甲状腺肿大就叫"大脖子病"。好吧，我们就认了吧，"甲状腺" ≈ "脖子"。

那么，甲状腺怎么还管得着生孩子了？甲状腺是调节机体代谢的重要内分泌器官，怎么会跟生孩子有关系？是的，它管得宽着呢，不仅管人的情绪和精神，还管心脏，的的确确还管生孩子的事。因为它能影响女性的生殖腺等器官，干扰人类的生殖生理，让人减少受孕的机会，甚至甲状腺功能不好还会对孕妇及胎儿造成不利影响。

甲状腺功能异常在生育年龄人群中很常见，女性发病率约为男性的4～5倍。甲状腺功能异常的女性，易发生月经紊乱，当然会造成不孕。怀孕后容易发生妊娠并发症，并可能对后代的健康产生长期的影响。甲状腺激素直接影响雌激素的代谢，是卵巢甾体激素合成、分解和转化过程中不可缺少的重要物质。适量的甲状腺激素能维持垂体与性腺功能的平衡，过多或过少都不好。

怀孕期间，甲状腺功能略有变化，以维持产妇的身体需要和怀孕正常进行。但是，在育龄期妇女中，甲状腺功能减退的患病率约为2%～4%，上海一年分娩量20多万个，有多少甲状腺功能异常的，想想都害怕。而且甲状腺功能异常的发病率随着年龄增加而升高，二胎妈妈尤其要注意。其中，自身免疫性甲状腺疾病及亚临床甲减是引起甲状腺功能减退（简称"甲减"）的最主要原因，其次是对甲亢的过度治疗导致的甲状腺功能减退。

甲状腺功能减退常伴有生殖功能的失常、黄体功能不足和不排卵、子宫内膜持续增生等，有排卵患者的受孕概率下降，流产率高。若因甲状腺功能不足发生继发性垂体功能低下，会导致患者不排卵，出现闭经、性欲低下等。甲减女性月经失调患病率（68%）显著高于健康女性

（12%），主要表现为月经稀发及闭经、月经频发及经量增多等。

如果在妊娠前发现甲减，应在促甲状腺激素（TSH）、血清游离甲状腺素（FT4）控制正常后再妊娠。妊娠后发现甲减，应尽早用药，尤其是在妊娠早期。妊娠期2～4周复查一次甲状腺功能，一般孕8周开始，由于体内雌激素水平的影响，药物需要加量，孕期平均增加47%，筛查指征：贫血、胆固醇升高、I型糖尿病、自身免疫性疾病、不孕症、习惯性流产、早产史、甲状腺病史。

甲亢女性月经紊乱的患病率（22%）约为健康女性（8%）的2.5倍，主要表现为闭经、月经稀发、经量减少及不排卵。现在我们再来看看甲亢对生殖能力的影响。激素变化、营养代谢紊乱及情绪波动是引起月经失调的单独或混合因素。目前广泛认为，重度甲亢可导致不孕，但轻、中度甲亢是否会导致不孕尚不明确。控制甲亢为基础治疗，症状控制后常可自然恢复排卵和月经，不能恢复者可以进行促排卵治疗。如果受孕，应当继续控制病情。

甲亢女性怀孕了怎么办？其实妊娠期可耐受轻度甲亢，一般不用进行抗甲状腺药物治疗（透过胎盘影响胎儿甲状腺功能），但病情重者仍需继续服用药物，但剂量不宜过大，一般以维持母血血清总甲状腺素（TT4）水平不超过正常上限的1.4倍为度；对于在应用抗甲状腺药物治疗中是否加用甲状腺激素的问题，目前仍有争论。

阴道江湖的血雨腥风——阴道炎影响怀孕吗

阴道是一个"小社会"，也是个"大江湖"。阴道是器官，也是细菌们的家。在正常情况下，这里驻扎着大量的细菌，它们可能是"原住民"，也可能是"外来入侵者"。维持阴道大环境的，叫pH值。在正常情况下，pH值为3.8～4.5，"原住民"好细菌——乳酸杆菌就会被支持而占据"江湖老大"的地位。阴道乳酸杆菌的强大，足以控制其他阴道杂菌的数量和比例，平衡阴道"江湖势力"，使杂菌们安静生活不闹事。作为事主的你，只要给它们提供免费住宿和免费吃喝就相安无事。当阴道受到不良因素的影响时，比如糖分太高，抗生素消灭某些细菌，打破动态平衡，使某个杂菌成为主导细菌，就会撼动乳酸杆菌的"霸主"地位，于是江湖秩序大乱，杂菌就开始捣乱，阴道江湖的血雨腥风便开始了，阴道炎也就发生了。

根据医疗文献报道，我国有75%的女性有不同程度和性质的阴道感染。每个女性在一生中会遭遇1～2次或者更多次的阴道感染。有些人还会反复发作，很让人烦恼。有人形容阴道炎就是阴道的感冒，随时可来。从发病频率和易感性上来讲，这种说法一点儿也不夸张。许多备孕的朋友在经受了阴道炎的反复折磨之后，又遇到备孕这个新问题，会让她们非常纠结和疑虑：阴道炎会不会影响怀孕？备孕期遇到阴道炎，到底是先治疗呢，还是怀孕后再说呢？

一般来讲，偶尔一次患阴道炎不会直接造成不孕，但是严重、反复发作阴道炎症，可能影响怀孕。原因有以下几点：

● 炎症使阴道产生的分泌物增多，细菌的分解活动更加活跃，导致产生大量泡沫状或者团块状白带，使精子的运动发生困难，方向发生改变。晕头的精子们找不到正确的方向，不能及时到达输卵管与卵子结合。

● 炎症还使阴道里聚集大量的白细胞和脓细胞，它们会吞噬精子，降低精子活力，缩短精子寿命。

●病原微生物（如淋球菌、衣原体、滴虫、真菌等）还可直接吞噬精子，导致"精锐部队"大量减员，质量降低。

●在同房过程中可能造成交叉感染，导致男方发生尿道炎、前列腺炎、附睾炎等，直接影响精子的质量，降低受孕率，甚至导致不孕。

滴虫性阴道炎和细菌性阴道炎是引起不孕或者导致不良妊娠结局的原因。

滴虫性阴道炎是因为阴道内存在具有致病能力的阴道毛滴虫。平时寄生在阴道皱襞中的阴道毛滴虫，每时每刻都在等待机会对阴道发动进攻。当阴道的环境比较适合它生长时，它便会迅速繁殖，导致发病。临床上我们的确观察到，在滴虫性阴道炎发作时，阴道毛滴虫便会大量繁殖，而且致病能力增强。阴道毛滴虫也是精子的天敌，它不仅"吞噬"精子，而且影响精卵结合，还会改变阴道内免疫环境而导致不孕或者不良妊娠，比如流产、胎膜早破、早产等。它还会联合其他病原体侵袭女性生殖系统，导致输卵管发炎甚至堵塞，进而不孕。

第二种常见的阴道炎叫作细菌性阴道炎，是阴道乳酸杆菌遭到一群有害菌的迫害，暂退"江湖霸主"的地位造成的疾病。细菌性阴道炎自身就会导致子宫内膜发炎，也可以导致怀孕后胎膜感染而造成早破、早产。在分娩、手术、人工流产的手术创伤条件下，引起输卵管炎症、阻塞，导致输卵管性不孕。

还有一种常见的阴道炎叫假丝酵母菌性阴道炎，俗名霉菌性阴道炎。该病是由于自身患糖尿病或局部、全身使用广谱抗生素，服用雌激素和短效避孕药或免疫力低下，给阴道里的真菌疯长的机会，导致阴道菌群失调，阴道炎就发生了。虽然假丝酵母菌性阴道炎不会增加胎膜早破或早产的危险，对胎儿也不会产生明显的不良影响，但是在分娩过程中可能导致新生儿被感染。有报道称，2/3患假丝酵母菌性阴道炎的母亲所生的新生儿会出现鹅口疮和臀红，这足以让我们担心不已。再者，如果阴道炎延续到怀孕期间，由于体内雌、孕激素明显增加，阴道内糖原合成增加，阴道分泌物增多、阴道酸碱度改变以及妊娠期本身免疫抑制等原因，不仅导致外阴、阴道不适，还可引起绒毛膜羊膜炎、胎膜早破、早产、低体重儿、产褥感染、母婴垂直传播等一系列母婴并发症。

阴道炎这么烦，还是在治愈后再怀孕吧。

蒋大夫答疑

■ 白带异味

Q 我几个月前做了子宫息肉手术，现在感觉白带一直有异味，去医院做了阴超没问题，阴道清洁度二度，没有细菌感染，白带没有异常，就是有异味。想问蒋大夫，这是什么原因造成的？需要治疗吗？是否会影响备孕？

A 姑娘，这是正常的哦。不管哪个人仔细地闻自己的白带，它绝对不是红烧肉的味道，多少会有点儿腥味儿。这不是病，是你想多了，不需要治疗，也不要影响你备孕的心情。

■ 胎停再备孕

Q 我今年30岁，有过一次不良妊娠史，7周多的时候胚胎停止发育，综合分析是胚胎质量不好。请问再次备孕需要提前做什么检查？再者，如在备孕阶段遇上阴道炎，需要诊治吗？

A　你只有30岁，正是如花似玉的年纪，也是全身各个器官功能最强大的年龄。偶尔一次流产没关系，什么检查都不用做。这也许就是一个擦肩而过的不完美的偶遇，查来查去，除了会增加夫妻的思想和经济负担，根本不会带来什么好处。不要管它，正常备孕就好，此时信心比其他事情更重要。至于阴道炎怎么办，不管是否备孕，阴道炎都需要治疗，这个问题不用纠结。

胎停再备孕，如何做孕前检查

Q　医生您好！我26岁一胎顺产，30岁又怀孕，孕6周时B超正常，孕7周时出了一点儿褐色血，8周胎死腹中。半年后又怀孕，孕6周时做B超，说是绒毛出血。现在又过去一年了，想问孕前检查需要着重查什么？

A　我曾说过，偶尔一次胎停育不足为患，备孕时做常规妇科检查即可。

"宫颈糜烂"是否需要治疗

Q　我有不良孕史（胎儿脑发育不良，引产后查基因芯片正常），引产已经3个月。现在打算备孕，甲状腺全套检查正常，HPV全阴性，支原体和衣原体阴性，白带常规（过氧化氢阳性，白细胞酯酶弱阳性），TCT检查结果轻度宫颈糜烂，有点儿炎症。白带两项指标不正常以及宫颈炎症是否需要治疗后再备孕？

A　宫颈糜烂不是病，"有点儿炎症"不要紧，这么好的条件还等什么？快去备孕吧。

"宫颈糜烂"很可怕吗

Q　我有宫颈糜烂，我在网上咨询医生，医生说是慢性宫颈炎引起的，糜烂一般分为三度，如果糜烂程度较为严重，而且没有受孕的，可以考虑手术治疗，如果不想做手术，一般可以考虑外用消糜栓等药物治疗，并且定期复查治疗的效果。医生建议我排除恶变的可能，从而根据具体情况对症治疗，还可以切除病变部位。真的这么可怕吗？

A 宫颈糜烂不是病，所谓"糜烂"，是宫颈内部的柱状上皮往外长，到宫颈口外边"串个门儿"引起的混乱。因为柱状上皮比较薄，没有正常的宫颈鳞状上皮那么厚、那么光亮，遮盖不住下边的毛细血管，透出覆盖下的血管颜色，使表面显得比较红，所以看起来像糜烂了一样。早期的教科书有"宫颈糜烂"的说法，后来发现表述有误，在1988年的教材中已经删除了这部分内容。但是有些不良医疗机构和医生出于各种想法，坚持散布这个早就不存在的诊断，令人无语！你听了、信了，就交了智商税。宫颈糜烂不是病，不会影响怀孕，不需要任何治疗手段，更不需要开刀。如果有可疑的宫颈问题，只要进行常规的宫颈癌排除检查即可。而"排除检查"是每个女性都需要的，也不是"宫颈糜烂"的专利。

人流，不止伤害了你的子宫

不少女孩不懂得保护自己，因为冲动造成怀孕，怀孕后又随意地选择人流。一切显得那么随意，甚至顺理成章。殊不知，流产伤害的不仅仅是你的子宫。那些身体的切肤之痛，那些被丢掉的你的孩子，以及那些来自外界已经有的和未来会有的莫名的压力，都会成为你无形的精神负担。

一项来自美国的科研文章报道：约30%的美国女性在45岁前有过流产的经历。该项目调查了年龄在18～42岁，曾经有怀孕史的936名女性, 其中259名有流产史。与正常分娩组相比, 流产组的女性精神异常（焦虑、情绪障碍、冲动控制障碍、药物滥用、进食障碍和自杀反应）的发病率更高, 孕前的精神异常更多, 产后抑郁症和其他精神异常的发生率也显著高于正常分娩组。

人流手术的并发症

- 出血发生率约为12%;
- 人流综合征: 术者出现心动过缓, 心律失常, 血压下降, 面色苍白, 大汗淋漓, 严重者甚至发生昏厥和抽搐;
- 穿孔和漏吸: 子宫壁穿孔是比较严重的手术并发症, 甚至可以误伤临近的器官, 比如膀胱和肠道。如果不幸穿破较大血管, 还会引起严重的手术出血。如果发生漏吸, 胚胎组织未能吸出, 妊娠还会继续进行。

近期并发症

人工流产不全和感染容易造成术后阴道淋漓出血, 给细菌在局部生长带来良好的营养, 使之大量繁殖。由于术后身体受损, 抵抗力低下, 还容易造成上行感染, 进而出现子宫内膜炎、附件炎、盆腔炎等。此外, 还可能出现宫腔积脓或者局部感染灶侵犯附近软组织血行传播, 造成全身感染。

远期并发症

人流的远期并发症包括慢性盆腔炎、月经异常、继发不孕、子宫内膜异位症等。

说了这么多，就是要告诉没有做好怀孕准备的姐妹，"啪啪"时一定要做避孕措施。

试管婴儿

为什么要做试管婴儿

通常夫妻双方有以下几种问题，并且经过保守治疗无效，或者根本就没有有效的治疗方法，为了解决夫妻生育问题，医生才会建议做试管婴儿。

● 严重输卵管疾病。如患盆腔炎导致输卵管堵塞、积水或输卵管结核而子宫内膜正常，或异位妊娠术后输卵管堵塞。

● 子宫内膜异位症。输卵管、卵巢及周围组织粘连，造成输卵管梗阻或者输卵管扭曲等，导致卵泡不能破裂，卵子排出障碍等。另外，子宫内膜异位症的女性子宫内膜发育不良，功能失调，影响胚胎的种植。可见子宫内膜异位症从很多方面影响怀孕。

● 免疫性不孕症，比如男方精液或女方宫颈黏液内存在抗精子抗体。

● 男性因素，即少精症、弱精症、畸精症等。

● 原因不明性不孕症。

● 其他原因的不孕治疗无效者。

● 有遗传性疾病需要做移植前诊断者。

● 其他，如卵泡不破裂综合征等。

试管婴儿助孕要注意些什么

生育是非常复杂的问题，涉及精子和卵子的发育，精子和卵子的运输，以及排卵、受精、胚胎发育、胚胎种植等生命过程。任何一个环节出现问题，都会导致不孕。所以，不孕症病因极其复杂。不孕症病因有多么复杂，试管婴儿助孕的困难就有多大。很多人对试管婴儿技术还是一知半解，不过大家最关心的还是试管婴儿的成功率。

诸多影响怀孕成功率的因素中，女性的年龄最为重要。女性35岁之后，卵子的质量和数量会显著下降，成功率也会明显下降；如果超过45岁，成功率将低于5%。所以，治疗不孕一定要趁早，最好不要超过35岁。

首先需要注意的事项就是放松心情，调整好心态。只要条件合适，绝大部分女性经过几个周期的治疗后，都能顺利怀上宝宝。要学会放松，主动调节心情，可以多出去走走、散散心，不要把注意力都集中在做试管婴儿这个过程中，家人更是不能给予备孕夫妻太多的压力，要努力营造一个和谐、轻松的氛围。放松心情、调整心态，会有利于新生命的孕育和诞生。

按时用药。受精卵移植后，需要使用黄体酮等药物进行黄体支持。这是因为促排卵过程中的用药和取卵过程，都有可能导致黄体发育不全，因此需要通过黄体酮等药物进行黄体支持。药物类型有针剂、阴道或者口服用药，无论使用何种药物，都要按时用药，保证体内的环境适于孕育新生命。

适当的运动。自然情况下，宫颈管是闭合的，胚胎是不会在排尿、排便或运动时掉出来的。所以，移植后不要因为怕胚胎从宫腔流出来而憋尿，有的患者子宫是前位的，移植前要憋尿，这样有助于移植的顺利进行。但移植后如果有尿意要及时排尿，否则长时间憋尿会导致排尿困难，而增大的膀胱会压迫子宫，引起子宫的收缩。因此，建议患者在受精卵移植后不要憋尿，要及时如厕。

蒋大夫答疑

什么年龄最适合做试管婴儿

Q 什么年龄最适合做试管婴儿？

A 对于女性来说，25～34岁（有说25～30岁）是最佳生育年龄。男性的生殖能力会长久一些，跟女性大致相同。总之，当医生已明确生育有难以克服的困难时，应尽快开始做试管婴儿。

试管婴儿是在试管里怀孕吗

Q 试管婴儿是在试管里怀孕吗？

A 试管婴儿不是在试管里怀孕，而是在试管里受精。试管婴儿技术分三代。

一代试管婴儿：体外受精胚胎移植技术，就是把精子和卵子放在培养皿里，让它们自由结合。该技术适合女性不孕。

二代试管婴儿：体外显微受精胚胎移植技术，将精子通过显微注射送进卵子里。该技术适合男性不育。

三代试管婴儿：通过胚胎筛选预防遗传病。在多个胚胎中，挑选没有遗传病缺陷基因的胚胎植入母体。该技术适合夫妻双方有一方患遗传病的情况，适合遗传病基因携带者。

实际上，现在已经出现第四代试管婴儿技术，就是所谓的三亲宝宝，这个宝宝不仅有爸爸妈妈，还有第三个有直系血缘关系的亲人。该技术通过置换线粒体来确保孩子不会遗传母亲的线粒体遗传病，适合线粒体遗传病基因携带者。

患不孕不育的夫妻通常都经过比较漫长的求医治疗，已经耽误了大把的时间，可能错过了最佳生育年龄。具体什么年龄做试管婴儿最合适，我的建议是一旦决定了，那就越快越好，越早越好。

"提高生双胞胎概率的方法"靠谱吗

我们先来看网上有哪些关于生双胞胎的偏方、传说。

吃蛤蚧、番薯法。网上有传言称，如果女性在服用蛤蚧期间怀孕，胎儿易出现双胞胎或多胞胎现象。番薯含有一种与雌激素类似的物质，有助于生养孩子。尼日利亚的约鲁巴族妇女多吃番薯，而此族人生双胞胎的概率是全球最高的。因此，若想怀孕生双胞胎可以尝试吃番薯。

吃碱性食物法。还有传言说，碱性的身体环境更利于Y精子的存活，因此想生双胞胎男孩，女性就应该多吃碱性食物，如新鲜的蔬菜、牛奶、柳丁、香蕉、海带等。

花样"啪啪"法。选择有利于生双胞胎男孩的体位同房，可以将大量有活力的Y精子快速送入阴道内，与卵子结合，若此时女性排出的是两个卵子，那么孕育出双胞胎男孩的概率就会更大。

选择季节法。1月、7月、12月受孕，生双胞胎的概率比其他几个月份要高。

以上说法都属于谣言，没有什么科学根据，希望大家不要轻易相信。

想生双胞胎，倒是有可以试试的办法。找个有双胞胎基因的老婆或老公，因为基因才是最靠谱的方法。对于那些有生育困难的夫妻来说，吃促排卵药、做试管婴儿可能会让你喜获双胞胎。但是如果能够自然怀孕，就不要为了生双胞胎主动选择这些方法，毕竟这些都是医学手段，存在一定的弊端。

想要两个宝宝，能自然一次怀上当然好；如果不能，就一次一次来吧，有些美好的事情，也许重复就能获得双倍的幸福。

第 4 课

一场迎接生命的修行
——怀孕前需要做好哪些准备

怀孕是创造新生命的神圣时刻，是延续生命的创举，应该给予充分的重视。

主动寻求孕前健康教育及指导

孩子是命运馈赠的礼物，但是命运也给礼物暗中标好了价格。学习是我们人生逆袭的捷径，也是当好妈妈的捷径。每一个备孕的女性，都要有主动接受孕前健康教育的意识。孕前健康主要包括以下内容：

●强身健体，为将来的宝宝创造生长发育的良好条件。记住老祖宗的话：母强子壮。

●饮食合理、营养，控制体重。选择一种适合自己的运动方式，建立和维持良好的体质指数。

●孕前3个月开始，每天补充叶酸0.4～0.8mg，或服用含叶酸的复合维生素。既往生育过神经管缺陷（NTD）儿的孕妇，则需每天补充叶酸4mg。

● 我们不能确切知道宝宝在哪天降临，所以有必要将安全孕育行动前移。在备孕期间，应该像怀孕一样，避免使用可能影响胎儿正常发育的药物，以免在服药过程中发现怀孕，自己处于被动境地。

● 不要接触生活及职业环境中的有毒、有害物质，避免密切接触宠物，预防人畜共患疾病的发生。

● 改变不良的生活习惯及生活方式，避开高强度、高噪声的工作环境以及家庭暴力。

● 保持心理健康，解除精神压力。

做好常规医疗保健

评估并避开孕前高危因素：

● 孕期和分娩是一个漫长并对女性身体充满挑战的工程，备孕女性有必要提前通过体检全面了解自己的健康状况。

● 如有慢性疾病史、家族史和遗传病史，应先找医生进行评估，看看自己的身体是否适合承担这个重任。

● 主动告知医生自己以前的不良孕产史和前次分娩史。如有剖宫产经历的，要接受超声波检查，评估子宫瘢痕的愈合情况。要向医生全面介绍自己的情况，不要让医生"盲人摸象"。

● 优化自己的生活方式、饮食营养、职业状况及工作环境、运动（劳动）情况、夫妻关系、人际关系等。尽量避开环境污染、家庭暴力和复杂的人际情绪污染，创造一个温暖的心灵小空间，让自己以积极良好的心情去备孕。

必要的体格检查

- 全面体格检查；

- 测量血压、体重，计算体质指数；

- 做一次常规妇科检查。

必查项目

- 血常规；

- 尿常规；

- 血型（A、B、O和Rh血型）；

- 肝功能；

- 肾功能；

- 空腹血糖水平；

- HBsAg筛查；

- 梅毒血清抗体筛查；

- HIV筛查；

- 地中海贫血筛查（广东、广西、海南、湖南、湖北、四川、重庆等地区）。

备查项目

- 子宫颈细胞学检查（1年内未查者），做好宫颈癌筛查；

- TORCH筛查，了解自己目前的感染情况，做必要的预防接种或者治疗；

  - 阴道分泌物检查，排除或者治疗阴道炎；

  - 甲状腺功能检测；

  - 高危女性做75g葡萄糖耐量试验；

  - 血脂水平检查（尤其是年龄较大的女性）；

  - 妇科超声检查；

  - 心电图检查；

  - 胸部X线检查。

"备孕是一场迎接生命的修行，但不应是遥遥无期的旅途。"如果备孕半年（同时夫妻双方有一人大于35岁）到一年还没有怀上，不要无休止地"备"下去，而要启动正式的不孕症检查。

蒋大夫答疑

改善生育能力

Q 想怀孕，吃什么、喝什么能够改善生育能力？

A 其实生育能力和吃什么、喝什么关系不太大。决定生育能力最重要的因素是年龄。要想生育，必须有数量足够、质量优良的卵子。良好的卵巢功能是怀孕的基本要求。女性的最佳生育年龄在20～35岁，到了35岁以后，卵巢功能明显减退，卵子数量减少，质量下降，怀孕概率也随之下降。年龄超过40岁，怀孕的机会下降得更加显著。孕妇的年龄也是胚胎质量不良和发生胎儿缺陷的重要因素。所以，年龄是预测生育能力最重要的指标。

超过35岁生育，胎儿染色体异常的风险增加，流产率增加，各种先天畸形或者唐氏综合征发生率也会增加。

男性的生殖能力和年龄的关系不像女性那么直接相关，但是精子质量也随年龄增加而降低，随着年龄的增加，男性的受精能力会变差，配偶受孕后流产风险增加，后代伴有缺陷的概率也会增高。

所以，想当妈妈要趁早，控制好自己的生育年龄，不给怀孕制造多余的困难和麻烦。

■ 备孕期间的饮食

Q 备孕期间在吃的方面有什么需要注意的？

A 这是一个很好的问题，想生下一个健康的宝宝，准妈妈吃什么还是很重要的。

第一，不要食用变质的食物，不追求饮食上的新奇古怪，少食用反季节的水果蔬菜。简单来说，就是"食鲜不食腐，食常不食奇"。

第二，保持均衡的营养，不偏食，不挑食。没有最坏和最好的食物，只有配比不合适的食物。

第三，提前3个月吃叶酸，每天保证服用0.4~0.8mg的叶酸，预防胎儿出现神经管畸形。

■ 有不良孕史者如何备孕

Q 我有三次不良孕史：一次自然怀孕，一次胎停，一次空囊，做过孕前检查无问题，以后如果想再次怀孕，要注意哪方面的检查？

A 两次以上的自然流产（包括胎停育）可以诊断为复发性流产。它的发病原因复杂，单一因素导致自然流产的情况比较少，混杂的多因素导致自然流产的比例占复发性流产病例的大多数。

其病因主要有：

● 遗传因素（夫妻染色体异常占复发性流产的2%～5%）；

● 生殖道解剖结构异常（7%）；

● 内分泌紊乱（8%～12%）；

● 生殖道感染（4%）；

● 免疫及血栓性疾病等因素（50%～60%）。

其他还有男性因素、疾病因素、环境因素、精神因素、药物因素、不良生活习惯、营养状况及不明原因复发性流产。

复发性流产的诊断是排除性诊断，要对复发性流产的所有病因进行系统、全面的筛查，根据病因对症治疗，治愈后再怀孕，这样才能提高保胎成功率。

复发性流产患者检查项目

医生会根据复发性流产病人的病情需要，选择以下项目的某些检查，多数不需要全部检查。

表1 复发性流产病人的检查项目

项目名称	具体内容
遗传因素	夫妻双方染色体及胚胎绒毛染色体核型分析。
生殖道解剖结构因素	阴道超声、宫腔镜、腹腔镜、子宫输卵管造影、CT、核磁共振。
内分泌因素	性激素、抗缪勒管激素、促甲状腺激素、血糖、葡萄糖耐量试验、胰岛素释放试验、雄激素、血脂等检查。
感染因素	细菌性阴道病、衣原体、淋菌、结核分枝杆菌检查。

续表

项目名称		具体内容
免疫因素	自身抗体	1. 抗磷脂抗体谱； 2. 抗可提取性核抗原抗体； 3. 抗甲状腺抗体：抗甲状腺过氧化物酶抗体、抗甲状腺球蛋白抗体； 4. 风湿病相关抗体； 5. 其他自身抗体。
	同种免疫	1. 封闭抗体； 2.NK 细胞； 3.B 淋巴细胞； 4.Th 细胞。
凝血功能		D- 二聚体、蛋白 S、血同型半胱氨酸。
其他		1. 传染病筛查：乙肝、丙肝、梅毒、艾滋病； 2. 肝肾功能，血、尿常规。
男方因素		精液常规、精子形态、Y 染色体微缺失、染色体核型分析、生殖器彩超、前列腺液检查、性激素等。

传染病疫情中的准妈妈，面对复工怎么做

随着传染病疫情好转，越来越多的准妈妈需要返回工作岗位，这时必须注意哪些问题？

● 在这个特殊时期，孕妇尽量不要乘坐公共交通，最好乘坐私家车，次选出租车。

● 上下班尽可能晚出早归，避开交通高峰。

● 上班后不主动拜访其他同事，尽量不接受面访，有事尽量电话或者网络沟通。

● 在公共办公室要自始至终佩戴口罩，并定期（2~4小时）更换口罩。

● 做好办公地点地面、桌面的清洁工作，有条件的用75%的乙醇擦拭办公桌及办公用品表面（包括电话、电脑、手机等），地面可定期喷洒84消毒液。

● 工作期间多喝水，坐着工作时，每间隔1小时要站立起来活动一下肢体，避免形成血栓，要知道，孕妇的血液经常处于高凝状态。

● 确保饭前便后洗手，保持双手清洁是隔断病毒的重要措施，要把好"病从口入"这一关。

● 下班回到家，一定要换鞋、洗手、更衣。脱下的鞋子不带入房间，更换的衣服进行晾晒或者洗涤（根据污染的情况决定）。

● 早睡早起不熬夜，保证充足的睡眠才能保证良好的免疫力。

● 关注自己的身体状况，如有发热、乏力、干咳、胸闷等不适，要及时请假在家休息观察。如必须去医院，应首选妇产科专科医院，因为妇产科专科医院通常不会是大规模流行性传染病的定点医院，感染机会较少，也能得到医护人员更好的照顾。

传染病暴发期间，备孕人群该如何应对

2020年的开头真让人头大，新型冠状病毒肺炎的暴发搞得大家人心惶惶。长假没完没了，大家闷在家里不能上班，繁忙的上班族有了难得的空闲时光。可是，想趁机怀孕吧，又担心怀孕过程中万一感染新冠病毒会传染给新生儿，还可能存在母婴垂直传播的风险，真让人

忧心忡忡。其实，这种心理恐慌和思想负担也是无形的杀手，对健康非常不利。

究竟是利用疫情长假来怀孕，还是因为疫情放弃"生"的计划？疫情期间如果不小心怀孕了，孩子能要吗？另外，已经怀孕了，又面对即将复工的新情况，孕妈们也陷入了两难的境地。面对诸多难题，上海市医师学会发布了《新型冠状病毒疫情及复工期间备孕人群的应对指南》，让我们学习全面的预防措施，争取做到万无一失。

●孕产妇是新型冠状病毒肺炎的易感人群，但对于是否存在母婴垂直传播及病毒感染对胎儿的影响，目前尚不明确。所以，为了下一代健康，建议适当延长备孕期，延迟怀孕是明智的做法。

●处于备孕期间的人要尽量减少外出，避免去人流密集的地方。需要出门时，要正确佩戴口罩，回家后应立即清洗手和脸，并更换衣服。外出穿过的鞋子尽量不进房间，或者消毒后放置玄关门旁，不带入房间。

●疫情期间在家要做到三保持：保持房间通风，保持室内清洁，保持适宜的温度。

●均衡营养有利于保持正常的免疫力。保证饮食多样均衡，同时保证足够的蛋白质摄入。不吃生食和腐烂变质的食物，不贪吃、不多吃、不偏食。疫情期间不刻意减肥，适当锻炼，做好体重管理。

●保证充足的睡眠，不熬夜。学会自我减压，保持轻松、愉快的心情。

●备孕者可以提前口服叶酸，但不应因疫情而盲目用药，以防怀孕后增添烦恼和麻烦。

●学会自行监测排卵期。可用排卵试纸或按照月经周期预测排卵期。规律生活有益备孕和避孕。

孩子的身高和哪些因素有关系

孩子是上天赐给我们最好的礼物，所有父母都希望自己的孩子长得高大英俊、聪明睿智。那么，哪些是影响孩子身高的因素呢？

● 遗传：对孩子身高的影响，遗传毫无疑问是第一位的。每个孩子都接受了父母给予的遗传密码，除个别发生基因突变之外，绝大多数宝宝会按照祖先遗传下来的基因线路成长发育。比如，欧洲人的身高普遍高于亚洲人，中国人平均身高高于日本人等，这就是遗传基因给子代身高带来的红利。

● 营养：撑起人身高的是长骨和脊柱。骨头的健康生长和任何器官一样，离不开营养的强大支持。糖、脂肪、蛋白质三大主要营养提供热量，维生素、微量元素和各种离子也在维持身体正常的生长发育。一个营养不良的孩子，有再好的遗传基因，也很难达到理想的身高。没有充足的营养，结果只能是"宝宝想，宝宝做不到"。

● 健康的生活习惯：健康的生活方式对孩子的生长发育有至关重要的影响。除了给孩子提供健康饮食和均衡营养之外，孩子还需要适当的体育锻炼和足够的睡眠。

● 疾病影响：疾病是孩子生长发育的"杀手"。特别影响身高发育的疾病有甲状腺功能低下、唐氏综合征、各种严重的遗传性疾病、影响营养吸收的胃肠道疾病以及各种传染病。因此，从孕期开始，就要严格规范地进行胎儿遗传性疾病的筛查。孩子出生以后，要培养他健康的生活方式，并正规、及时地接种疫苗。尽量减少孩子发生各种疾病的可能，保证孩子正常健康生长。

备孕期间为什么要做口腔科检查

我曾经见过一颗坏牙如何让人丧命的报道，讲的是一个孕妇由于牙齿感染造成败血症，结果造成胎儿死亡、孕妇生命垂危的惨剧。这位孕妇怀了一对双胞胎，在临近预产期时，一颗坏牙感染扩散，导致孕妇高烧39℃，同时发生了急性胎儿宫内窘迫。经过医生的全力抢救，一个婴儿因为感染严重，抢救失败，胎死宫内；另外一个婴儿虽然恢复了自主呼吸和心跳，但是由于缺氧时间太长，造成了严重的脑损伤。孕妇也由于病情危重，直接从手术室进入ICU继续抢救。

导致这起悲剧的原因，就是病人有一颗阻生智齿，但她觉得在怀孕期间不应吃药，感染没有得到很好的控制，致使感染扩散，发生了这么严重的后果。

口腔颌面部间隙多，容易感染扩散，形成牙槽脓肿、扁桃体炎和淋巴结炎，继而全身感染扩散。如果不及时治疗，感染向上扩散传播，还可能导致颅内感染，最终给孕妇和胎儿带来严重的生命危险。

虽然这是一个个案报道，但是有必要给各位提个醒，必须提前警惕和重视牙齿疾病给自己和宝宝带来的潜在危害。怀孕前要检查和治疗各种牙科疾病，预防孕产期致命的牙源性感染。要像爱护生命一样爱护牙齿，一定要有这种安全意识。

为此，我给备孕的女性提出以下建议：

●平时养成清洁牙齿的好习惯。一天至少刷牙两次，每天最好使用一次牙线。

●备孕前3个月，请口腔科医生做一次全面的检查，并进行必要的全口腔牙齿清洁，如发现有病齿和牙周疾病，要及时治疗至痊愈。

●检查排除阻生智齿。一般情况下，智齿在18岁左右开始萌发，但很难正常萌出，从而引起相邻牙齿龋坏、智齿冠周炎等一系列问题。如果在备孕期间智齿不能正常萌出，就把它拔掉，免得怀孕后成祸害，将来自己"骑虎不敢下，攀龙忽堕天"，让自己和胎儿遭受生命安全的风险。

二胎妈妈的备孕之路

前文提到过，一个43岁的老朋友想生二胎，问我还有可能吗？现在不少怀孕困难的问题都是年龄引起的。年龄大造成的不易怀孕中，最常见的是卵巢功能减退导致的怀孕困难。此外，即使怀孕，高龄准妈妈的宝宝也更容易出现基因突变造成的出生缺陷问题。避免高龄生育，做爸爸妈妈要"趁早"。

高龄备孕女性注意事项

高龄备孕女性在孕前尤其要认真做好以下几点。

●营养均衡，控制体重，二胎妈妈更需要注意这一点。

●每天补充叶酸0.4～0.8mg，或含叶酸的复合维生素。既往生育过神经管缺陷儿的孕妇，则需每天补充叶酸4mg。

●有遗传病、慢性疾病和传染病而准备妊娠的妇女，应请医生进行健康评估并接受医生的指导。二胎妈妈由于年龄问题，这类风险相对增大。

以下问题，每一个孕妇都需要注意。

● 合理用药，避免使用可能影响胎儿正常发育的药物。

● 避免接触生活及职业环境中的有毒、有害物质（如放射线、高温、铅、汞、苯、砷、农药等），避免密切接触宠物。

● 改变不良的生活习惯（如吸烟、酗酒、吸毒等）及生活方式；避免高强度的工作、高噪声环境和家庭暴力。

● 保持心理健康，解除精神压力，预防孕期及产后心理问题的发生。

● 合理选择运动方式。

二胎准妈妈特别注意事项

● 首先要按照我国《孕前和孕期保健指南（2018）》做好孕前保健。孕前保健是通过评估和改善计划妊娠夫妇的健康状况，减少或消除导致出生缺陷等不良妊娠结局的风险因素，预防出生缺陷的发生。

● 评估孕前高危因素。向医生说明自己目前的健康状况，让医生评估既往慢性疾病史、家族史和遗传病史，排除不宜妊娠因素；详细向医生说明不良孕产史和前次分娩史，如为瘢痕子宫，要让医生了解原子宫瘢痕愈合情况，如有子宫瘢痕憩室、瘢痕愈合不良等，要提前进行修补，以免怀孕后增加风险。

● 例行健康体格检查见本书第57～58页。

蒋大夫答疑

■ 男性最佳生育年龄 ■

Q 男性最好的生育年龄是多大?

A 仅就精子完成发育的条件来讲,15~17岁时,睾丸的基本结构与成人相同,可以有正常的精子产出,具备射精能力和使女人怀孕的能力。但是,此年龄段的青少年心智尚不成熟,还是个大孩子,正在求学和上进的过程中,没有独立生活能力,缺乏当父亲的必要条件,当然不是生育的最好年龄。

此阶段的男孩、女孩都有性冲动,又不太懂得克制,最容易发生意外怀孕,给自己尤其是女孩子带来不必要的麻烦和伤害。作为年轻人,要有一定的生理知识和自我控制意识。父母和老师应该给予他们特别的关心教育,避免发生意外怀孕。

在25~35岁之间,男性生理成熟,性格稳健,学业有成,工作稳定,有一定的经济基础。所以,综合来讲,此时是最好的生育年龄,可以妥妥地准备当爸爸了。

■ 结核病能否结婚 ■

Q 您好蒋老师,我儿子今年27岁,准备近日结婚。今天女方去医院检查,怀疑有结核病。我太担心了,想咨询您:一是结核病是否会传染,二是结核病人可以结婚吗?

A 根据目前的医疗水平,只要经过规范的抗结核治疗,肺结核是完全可以治愈的。但如果在肺结核活动期结婚,会带来下面这些危害:

● 此时结婚，有很大机会会将病传染给对方。

● 新婚时情绪兴奋，过度疲劳，会使病人病情加重，尤其是女性病人。

● 如果婚后马上怀孕，可使身体各脏器负担加重，早期妊娠反应可影响营养供应，随着胎儿长大，母体营养需要量增多，妈妈抵抗力会降低，让病情加重。

● 肺结核对分娩也有影响。如产后腹压突然下降、肺部扩张、免疫力下降、疲劳等，均可成为原来静止或愈合病灶复发的诱因。

● 对优生有害。如抗结核药物链霉素等，可通过胎盘引起胎儿中毒，导致新生儿耳聋或平衡失调。此外，肺结核还可以传染给新生儿。

基于以上的原因，处在肺结核活动期的男女青年不宜结婚。

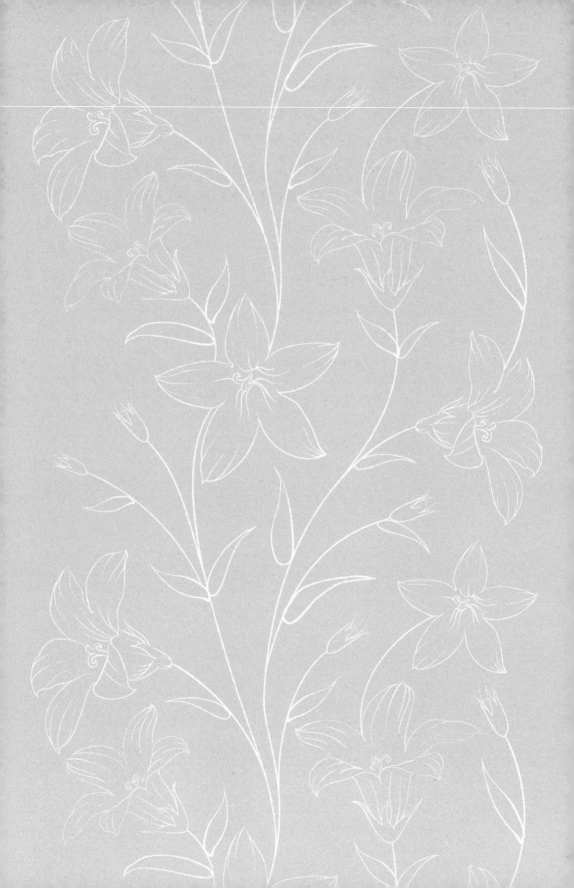

Part 2

怀孕了，如何顺利度过孕期

早早孕就像黑夜里的一只黑猫，

你不知道它在那里，

但它的确就在那里。

第1课·

如何判断自己怀孕了

扫码听音频　　扫码听音频

　　早早孕就像一只黑夜里的黑猫，你不知道它在那里，但它的确就在那里。在怀孕早期，准妈妈的身体会发生一些微小的变化，这些变化就像黑夜里那只黑猫的眼睛，会给我们传达微弱的信息，我们只要仔细观察，就可能发现那一丝微弱的光亮。于是，我们找到了他（她）。

怀孕的信号有哪些

　　●停经。停经是女性怀孕早期的重要信号。一般而言，如果女性有过性生活，发现自己月经推迟，首先就应该考虑是否怀孕。如果停经超过10天，则应高度怀疑怀孕；停经超过2个月，怀孕的可能性更大。

　　●恶心、呕吐。在怀孕5~6周，会出现畏寒、头晕、流口水、乏力、嗜睡、食欲减退、喜食酸物、厌恶油腻、恶心、晨起呕吐等症状，这些症状被称为早孕反应或者孕吐反应。若身体无其他疾病，出现以上症状则可能预示怀孕。

● 乳房胀痛。怀孕后，孕妈妈会出现乳房胀和轻微的不适，乳房也在变大，表面血管显露，乳头增大，乳晕着色加深。乳房周围的皮脂腺也在增生，从而出现一些褐色的结节。这是由于体内雌性激素和黄体酮增多导致的。

● 尿频、尿急。在怀孕后，子宫逐渐增大，对膀胱形成压迫，这种刺激日益明显。再加上身体不适引起的焦虑情绪等，都会引起尿频、尿急等症状，严重的甚至夜不能眠，频繁往返洗手间。大约在怀孕12周时，宫底超出盆腔后，子宫对膀胱的刺激反而会减小，尿频症状亦会缓解。

● 少量出血。受精卵在形成后会在子宫内着床，侵蚀局部的小血管，从而造成少量的出血现象。

● 早孕试纸呈阳性。在受精卵着床以后，由于体内人绒毛膜促性腺激素（HCG）快速增高，此时使用验孕棒或验孕试纸检测，会呈现双红线，即呈阳性。

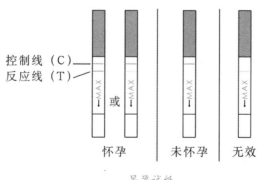

早孕试纸

● 医生的诊断。这是最重要的依据。没有这个依据，你很可能是假怀孕。怀孕后，医生检查阴道可发现阴道壁黏膜和宫颈表面充血，稍有水肿，呈发亮的蓝紫色。停经35天，宫腔内可见到圆形或者椭圆形的妊娠囊。

医生的检查还包括排除宫外孕。这个孕囊宝宝可能"任性"地在子宫外边的任何地方安家，他喜欢的地方是输卵管，也可能是卵巢、宫颈，甚至肚子里任何一个他想去的地方。但是，宫外孕的宝宝是个"逆子"，他的任性会给妈妈带来灭顶之灾，因此必须早发现、早处理。

在怀孕6周左右，可以在超声波下见到胎芽和原始心管搏动。此时早孕已经确诊，你只需安静地养着、护着，进行正规的产检，然后就安心等着当妈妈吧。

验孕试纸靠谱吗

小芳结婚半年多了，这个月月经过期了还没有来，她自己买来早孕试纸做检验，发现两道杠——怀孕了！小两口非常开心，兴高采烈地到医院去了。医生让她再做一次确诊检测，小芳觉得有点儿多余："我不是已经怀孕了吗？为什么还要再做呢？"

早孕试纸准确吗

早孕试纸基本上是靠谱的，但正确测试率差异有点儿大，从50%～98%不等。影响试纸准确性的主要因素有以下几个方面：

● 一天中不同的时间，检测结果略有差异。早晨和晚间做的结果可能不一样。这是因为早晨的尿液中HCG值较高，所以许多验孕棒的说明书中都建议晨起的时候进行检测。

●受孕的时间早晚不同，检测结果也略不同。HCG值一般在受精卵着床几天后才出现在尿液中，而且要达到一定量才能被检出。因此，平时月经正常的女性，需在月经推迟后才可能在尿液中检测出HCG。而月经周期长或排卵异常的女性，则需在停经40～44天时才可能检测出来。

●喝水多少也会影响检测结果。喝水过多会使尿液稀释，可能会导致验孕棒呈现假阴性结果。

●验孕棒使用方法正确与否也影响检测结果。只有尿液浸没试纸达到合适的长度，才能准确检测结果，过长过短都不行，因此要按照说明书上的指示标准来检测。

●有些怀孕不是喜事。有些病理情况，如宫外孕、葡萄胎或绒毛膜癌等，在检测时也会出现异乎寻常的阳性反应。

因此，在使用早孕试纸测出阳性之后，最好还是到医院进行确认，并进行HCG的定量检查。

用试纸做早孕检测，如何保证准确性

●对包装盒多看两眼。包装盒上有生产日期，在使用之前确保早孕试纸没有过期。

●在做自测前仔细阅读说明书，再谨慎地按照说明书操作。

●尽量使用晨尿来测，以确保结果更准确。

●如果自测结果呈阴性，一周之后仍未来月经，那就需要再做一次自测，或者到医院去检测，医院不仅有定性的实验方法，还有定量的方法，更靠谱。

● 如果检测结果始终为弱阳性，就要赶快去医院，以尽早排除宫外孕的可能。

● 留小便时，一定要保证小便干净、纯洁，尿中带血或有白带都可能导致测试结果不准确。要把早孕和子宫内膜增生、卵巢肿瘤、近期有过怀孕、过期流产或不完全流产等区别，当然这事还归医生管，你只需去看医生即可。

什么时候可以在 B 超下看到宝宝

我们以28天一个月经周期的女性为例，生长卵泡一般经过14天后发育成熟。在受精的第三天，受精卵分裂成为16个细胞组成的实心细胞团，称为桑葚胚，这个细胞团边分裂增殖，边向子宫方向运动，如旅途顺利，在受精的6～7天时，会在子宫内膜上着床安家，继续发育成囊胚。

在妊娠4～5周时，可以通过高分辨率的B超阴道探头看到胎芽的存在，这时妈妈的欣喜之情会油然而生。此时可能发生少许的阴道出血，这是因为胚胎着床过程中侵犯局部的微小血管造成的，这种出血对母子均无害，无须紧张。这是一个非常奇妙的过程，可惜我们现在没有办法看到这个过程。

在妊娠5～6周（胚胎3～4周）时，我们可以通过B超看到心脏的前身——原始心管开始搏动了，这标志性地显示胚胎已经建立了自己的初级血液循环系统。听到宝宝强劲有力的心跳声，父母会感到无比欣慰。

不同的 HCG 值可以预测妊娠风险吗

怀孕以后，曾经名不见经传的HCG开始变得大名鼎鼎了。你和天天见面的HCG就像谈了一场恋爱，它高高低低的变化牵动着你的小小情绪，控制着你的泪腺。不断变化的HCG数值，成了很多孕妈妈又爱又恨的符号。

那么，到底HCG和怀孕的风险有什么关系呢?

HCG是由合体滋养层细胞（就是受精卵分裂后用来形成胎盘的那部分）分泌的一种糖蛋白，HCG的高低反映了合体滋养层的发育状况。在受精的第六天，受精卵的滋养层形成，并开始分泌HCG。在受精第一周末，就可以在孕妇的血中检测出HCG。在妊娠早期，HCG的分泌量增加很快，大约1.5~2天翻倍增长，直到孕8~10周达到高峰，其后便迅速下降。

如果隔两天抽血化验HCG的结果只有正常值（见表2）的66%，应排除宫外孕。怀孕4~5周，HCG的数值若低于2500IU/L，则提示有先兆流产的风险；怀孕5~8周，HCG数值在10000~100000，这个阶段是HCG爬坡的顶峰阶段，以后就悄悄地减慢上升的速度。在每一个特定的阶段，HCG都有相应的标准参考值，如发现HCG发生大幅下降，则需要警惕胎儿停止发育的可能。

HCG值低了不好，太高了也让人担心。如果不幸怀了葡萄胎，HCG会高出正常值的几倍或者几十倍、上百倍。当HCG像脱缰的野马一样飙升时，要敏感地考虑到这些问题，并及时就诊。当然，医生也一定会揪住不放，把它查个水落石出。

那么，HCG怎样翻倍才算正常？

在怀孕的最早期，HCG是隔日翻倍，但后期随着HCG的增长，翻倍时间会延长，所以并不总是隔日翻倍的。

HCG小于2000IU/L时，翻倍时间约为48小时；

HCG为2000~6000IU/L时，翻倍时间约为72小时；

HCG大于6000IU/L及以上时，翻倍时间约为96小时。

所以，当后期HCG翻倍缓慢时，准妈妈们不要担心，这并非是胚胎停止发育哦！

表 2　孕期 HCG 值

孕周	正常值（IU/L）	风险
孕0~1周	5~50	此时血液中HCG值几乎无变化，暂不考虑有风险。
孕1~2周	50~500	隔天抽血结果HCG的成长不少于66%，则应考虑宫外孕等可能。
孕2~3周	100~5000	同上
孕3~4周	500~10000	同上
孕4~5周	1000~50000	孕35~50天，HCG可升至2500IU/L以上，若低于该值，则可能有先兆流产风险。
孕5~6周	10000~100000	若HCG突然大幅回落，需警惕胎儿宫内发育迟缓或妊娠疾病等。
孕6~8周	15000~200000	同上。
孕2~3月	10000~100000	达到峰值并部分回落，但仍高于未孕时。

蒋大夫答疑

■ 黄体酮低需要保胎吗 ■

Q　蒋医生，我的化验单显示黄体酮低，我会不会流产，要不要吃黄体酮保胎，要不要打针、输液呢？

A　正常妊娠孕激素水平波动范围很大，奇葩而不奇怪的是，同一个人、同一天两次检测，都可能有不小的差别；同一份标本、同一个设备在不同的时间检测，结果也不会完全相同。所以，单凭一次化验结果来评判黄体酮是不是低，其实并不靠谱。靠一次的化验结果就去用黄体酮、输液治疗保胎，更没有必要。即便是诊断为黄体功能不全的患者，其中也有一半孕激素水平是正常的。所以，目前很多早孕保胎用的黄体酮是可以不用的。

需要明确的是，孕早期孕激素水平降低，反映的是胚胎发育不良的现象，而不是造成流产的原因。胚胎发育不良的原因50%是胚胎基因异常造成的，这种情况下，补不补黄体酮对保胎是否成功真的没有那么重要。

你的宝宝在肚子里悄悄地干了什么

每一个准妈妈都想知道，肚子里的宝宝长什么样，这些没有见过面的小精灵每天都在忙些什么。我在这里拉一张宝宝生长的"全景图"，供大家参考。

当卵子和精子相遇后，一经接触，立刻"热恋"，受精的过程很复杂，但是在瞬间完成的。受精3小时后，便形成新的初级生命——受精卵。受精卵在输卵管中游走，在输卵管的蠕动和输卵管上皮纤毛摆动的助力下，向子宫角的方向移动。不要小看这个移动，这不是一个简单的位置变化，而是一个新生命划时代的迁徙。在运动过程中，受精卵一刻不停地进行着自身的反复分裂，形成多个子细胞。受精后第5~6日，形成早期囊胚。受精后第11~12日，形成晚期囊胚，受精卵开始了植入子宫内膜的行动，此时受精卵可以从母体的血液中获得生长发育的必需营养了。

孕4周末，在阴超下可以看到小小的胎芽在孕囊中优哉游哉地浮动。妈妈第一次见到自己的"宝宝"，心情比较激动，用自己强烈的心跳向宝宝传达妈妈最原始的召唤。

孕8周末，胚胎已初具人形，可以基本分辨出眼、耳、口、鼻和手指。这个小生命的各个器官正在悄悄地分化，心脏初步形成，B超下可以看到原始胎心的搏动。

孕12周末，胎儿已经明显长大，有9cm那么长。顶臀（头顶到屁股）长约7.5cm，头围约7.4cm，体重约20克。外生殖器开始悄悄地发育，四肢可以随意运动。

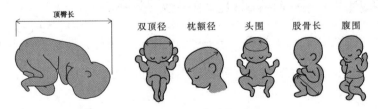

胎儿生长指标检查径线图

孕16周末，胎儿身长约16cm，顶臀长约12.8cm，头围约12.6cm，双顶径约3.79cm，体重约100克。外生殖器形状基本可以辨别。头皮长出体表，覆盖薄薄的毳毛。由于没有皮下脂肪，此时宝宝的皮肤菲薄，透出皮下血管的颜色，呈深红色。这个时期，部分敏感和有经验的二胎孕妇已经可以感觉到轻微的胎动。

孕20周末，胎儿身长约25cm，顶臀长约17.7cm，头围约17.6cm，双顶径约4.68cm，体重约300克。开始有吞咽、排尿功能，宝宝开启了羊水的"自产自销"模式。

孕24周末，胎儿身长约30cm，顶臀长约21.9cm，头围约22.3cm，双顶径约5.8cm，体重约700克。各脏器已分化形成，皮下脂肪开始明显沉积，皮肤出现皱纹，出现眉毛及睫毛。

孕28周末，胎儿身长约35cm，顶臀长约25.5cm，头围约26.3cm，双顶径约7.09cm，体重约1000克。毳毛脱落，"毛孩子"形象改变了。宝宝有呼吸样运动，若此时出生，虽能啼哭，四肢活动好，但宝宝的肺尚不成熟，易患呼吸窘迫综合征。

孕32周末，胎儿身长约40cm，顶臀长约28cm，头围约29.9cm，双顶径约7.94cm，体重约2000克。此时出生的宝宝，加强护理可以存活。

孕36周末，胎儿身长约45cm，顶臀长约31.2cm，头围约33.1cm，双顶径约8.52cm，体重约2500克。皮下脂肪沉积较多，面部皱纹消失，指甲已经超出指尖。此时出生的宝宝能哭泣，出生后基本可以成活。

到孕40周末，宝宝身长约50cm，顶臀长约33.5cm，头围约35.5cm，双顶径约9cm，体重约3000克。宝宝器官发育成熟，皮肤呈粉红色，皮下脂肪多，哭声响亮，吸吮能力强。女胎外生殖器发育良好，男胎的睾丸已经下降到阴囊内。宝宝已发育成熟，一触即发的诞生仪式即将开幕。

走完这些路程的宝宝，已经可以从"生长发育大学初级班"顺利毕业了。

蒋大夫答疑

▇ 孕早期出血 ▇

Q 蒋大夫，您好。我是9月4日末次月经，10月3日测出怀孕。10月4日开始流褐色分泌物，并且排便前出血（就是感觉要排便了，阴道会先流血），当天去医院抽血，医生给开了保胎药黄体酮。从10月4日开始到今天，每天早上排便前都会阴道出血，然后一上午上厕所，都有发红发黄的血迹，量不多。昨天怀孕第38天，做了B超，显示宫内有孕囊，孕囊周围没有出血。请问我现在该怎么办？

A 孕早期阴道出血有几种原因。

一是因为胚胎的植入造成的，这种出血对母亲和胎儿都是无害的，故无须处理。二是有先兆流产的可能，有以下几点可以协助诊断是不是先兆流产：

- HCG不符合孕周应有的标准，或者没有明显的上升，反而下降；
- B超下看到囊胚的大小不符合停经的天数，或者形状不正常；
- 持续的阴道出血，经治疗没有好转甚至加重，腹痛越来越重；
- 早孕反应逐渐减轻，甚至停止。

三是有其他和怀孕相关的疾病，比如葡萄胎等。目前你提供的资料不支持葡萄胎，故无须忧虑。

给你几点建议：第一，隔天化验HCG（定量），看是否有明显的翻倍增长，如有类似的增长，暂无大碍；第二，隔周做B超检查，看囊胚里面有没有胎芽和胎心；第三，放松心情，加强营养，进行适当的运动，并且暂时不要同房。

祝好孕、好运。

黄体酮低补黄体酮有用吗

Q 我两次怀孕后都黄体酮极低，第一次没吃药，生的宝宝很健康；第二次吃了点儿黄体酮后，胎停育了。请问这是什么原因？

A 怀孕是否成功和黄体酮高低有一定关系，但和某一次的黄体酮化验数值没有因果关系。怀孕期间黄体酮值是不断变化的，单次黄体酮的异常化验值，并不是医生判断本次怀孕是否正常的主要参考指标，甚至可以说参考价值不大。我们通常是看HCG在相应的阶段有没有按照规律进行翻倍，同时在超声下看孕囊的形状、增长速度，以及有没有和停经时间相符合的胎芽、胎心出现，综合以上几点来判断本次妊娠是否正常。如果这些指标都正常，就说明你的宝宝非常乖地来向你报到了！你的第一次黄体酮化验很低，但不是也成功怀孕了吗？

目前来讲，胎停育的主要原因有几种：一是遗传原因或者基因突变造成的胚胎严重缺陷性流产；二是感染、内分泌失调、凝血状况不良以及母亲生殖器官畸形、免疫问题、父亲精子异常等问题造成的流产。因此，造成流产的原因是十分复杂的，如果只是偶尔的一次流产，不要灰心，也许你还来不及从这么复杂的原因里去一一排除，就再次怀孕了。只有在出现两次以上的流产，也就是复发性流产时，医生才会用很大的力气，让你付出很多的精力和金钱、时间，赔上你焦虑不安的感情折磨，来进行漫长的原因排除。

第一次流产不需要做特殊的检查和处理，夫妻两人心情平和地在一起生活，宝宝也许很快就来了。如果有两次以上的流产，可以按照上面提供的线索到医院进行一一排查。注意，我指的是要排查夫妻双方的因素，不只是你自己。祝你们好运哦。

是大姨妈，还是植入性出血

对于渴望怀孕的人来说，从排卵期到确定怀孕之间的这两个星期，显得尤为漫长。期待当妈妈的人会在这段时间里高度关注自己是不是怀孕了，身体发生的每一点儿不同与改变，都会让人去猜测这是不是怀孕的征兆。这其中最值得重视的现象就是出血。如果确实出现了少许出血，这意味着什么呢？是来月经，还是怀孕了？

我们来看看，这一敏感时期身体到底发生了什么变化。

受精卵在受精的第四天成为早期囊胚，并且从受精地点——输卵管进驻宫腔。宫腔内的"营养黑土地"——子宫内膜已做好盛大而短暂的"容受性"欢迎仪式，此时称窗口期。子宫仅在这极短的窗口期允许受精卵的着床。算起来，大约就在受精的5～7日，受精卵成为晚期囊胚时植入子宫内膜，也就是着床。此时，可能会出现一过性少量出血，统称着床性出血。这是晚期囊胚开始分裂生长，并向女性的身体发出信号：本宝宝驾到，大家要准备接驾了。

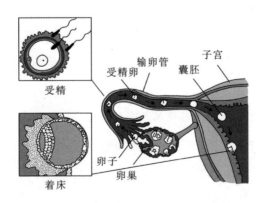

受精及受精卵发育、输送与着床

子宫内膜接收到这些信息后，开始变厚和成熟，这些变化称为子宫内膜的蜕膜样变化，目的是为胚胎提供长达9个月的保护和滋养。在受精的6～12天内，快速生长的原始胚胎已经沿着输卵管跑向子宫，并附着在子宫内膜上，首次开始依赖母亲的身体获取营养，并进行气体交换，以获得自己所需要的氧气。这个过程就是着床。当胚胎植入子宫内膜时，会侵犯附着部位的毛细血管而引起流血。这一点点血除了给母亲释放信号之外，并不会影响母子的健康。这种轻微的出血，颜色可以从粉红色到暗红色再到棕色。它比预期的月经出现得更早一些，量更少一些，不具备月经由少到多、5～7天结束的特点。

对于如何区分着床性出血和月经，有几个关键的特点可以帮助你做出判断。

第一，对于着床性出血或血斑，颜色通常呈粉红色或者深褐色；而经血的颜色往往是鲜红色，是比较鲜艳的。

第二，着床性出血持续时间通常是几小时，或者1～2天。这段时间内出血量可能会时断时续，通常没有血块。如果出血量开始时较少，后来增多，并且持续4～7天，几乎可以肯定是月经。

第三，着床性出血通常在排卵后10天左右出现，而月经多在排卵后14天以后出现。

第四，当受精卵在子宫内着床时，可能会出现轻微的疼痛，但这种疼痛是非常微弱的，强度也不会逐渐增加。相比之下，由月经引起的疼痛会更激烈，强度也会有所增加。

那么，什么情况下应该去看医生？如果有出血的症状，你不能鉴别到底是着床性出血还是月经，可以咨询医生，没准医生会让你喜出望外呢。

蒋大夫答疑

植入性胎盘

Q 您好，蒋医生，我被诊断是植入性胎盘，有可能失去子宫。想请教您，失去子宫是不是很容易老得快？我在网上查，说失去子宫后很多身体机能会衰退，容易变老、肥胖，出现各种并发症，这是真的吗？

A 不会的，如果因病情需要切除了子宫，医生也会保留卵巢，并尽可能保护供应卵巢血液的血管，最大限度地保护卵巢功能。卵巢是分泌性激素的器官，性激素的作用是维持女性的各种生理机能。仅仅切除子宫，对女性激素分泌影响不大，不会让人老得更快哦。

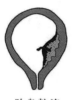

胎盘粘连　　　　　　胎盘植入　　　　胎盘穿透性植入

胎盘粘连和胎盘植入

如何应对早孕反应

大约有70%的女性在停经6周左右，也就是受精卵着床后3～4周前后，会出现头晕、乏力、食欲不振、喜酸、厌恶油腻、恶心、呕吐等症状，部分人还会有情绪上的改变。

多数早孕反应是有时限性的，一般过了孕12周就会好转并逐渐消失，不需要过分担心。当出现严重持续的恶心、呕吐，引起脱水、酮症甚至酸中毒，则为妊娠剧吐。妊娠剧吐可造成孕妇水电解质紊乱，如果流失过多的维生素B_1，还可造成孕妇脑损害，医学上称为韦尼克脑病[1]，严重者甚至危及孕妇生命，导致生命危险。

临床发现，双胎妊娠或葡萄胎患者会因HCG异常增高而发生剧吐，而发生流产或者胎停育时HCG迅速下降，早孕反应会神速消失。这提示早孕反应与HCG关系密切。

精神因素对妊娠剧吐的发生也有着较大的影响。有报道称，如果孕妇对妊娠本身有恐惧、厌烦等情绪，或有严重痛经史，发生妊娠剧吐的概率将增加。

早孕反应和孕妇平时的性格脾气也有一定联系。那些心态平和、心胸宽阔的孕妇，早孕反应也会相对较轻。

早孕反应的程度还和孕妇的健康状况相关。比如，合并肝炎病毒感染的孕妇，早孕反应通常较重。我见过妊娠合并病毒性肝炎的患者，因为早孕反应过于强烈，导致丈夫不敢回家，只能睡在车里，实在让人哭笑不得。

如果以上反应你都没有，那真是一件值得庆幸的事，你中了大奖，可能怀了一个"神胎"，请好好珍惜。

如果你曾经有反应，突然反应明显减轻或者迅速消失，那要考虑胚胎停止发育的可能，请到医院进行检查。

---

1 韦尼克脑病，Wernicke's Encephalopathy，简称 WE，是慢性酒精中毒常见的由于维生素 B_1（即硫胺）缺乏引起的中枢神经系统的代谢性疾病。

吃紧急避孕药后怀孕，孩子还能要吗

紧急避孕药是指通过防止或延迟排卵，以预防无防护性交或避孕方法失误后72小时之内妊娠的一类药物。

紧急避孕药的避孕效果并不能达到100%，最多也只能达到80%～90% 。也就是说，即使用了避孕药，理论上仍有10%～20%的概率可能怀孕。

那么，这些命大的孩子该何去何从？其实不必过分担心。

人们在临床实践中发现一个有趣的现象：在受精卵着床前期，即受精后2周内，使用大多数药物，即使是致畸药物，存活胚胎的畸形发生率和未服用者相似。这个现象引起不少人的兴趣。经研究追踪，后来证实，此时胚胎细胞是全能细胞，如果用药，损伤轻者可被其他细胞替代而正常存活，损伤较重者因无法修复则会死亡。临床上称此期为"全或无"时期，后称为全或无效应。即此期用药，药物对胚胎影响大，则会导致胚胎死亡；如果只是少量受损，胚胎仍可以发育成正常个体。

紧急避孕药是在同房后72小时内吃的，但在同房后24～72小时才会形成受精卵，受精卵形成7天后着床。而在受精后的2周内，受精卵还只是个未进行功能分化的细胞团，这时用药对胎儿的影响正好处在全或无期。留还是不留，任大自然选择吧，我们无须顾虑太多。

需要强调的是，如果多次反复服用紧急避孕药，对胎儿的影响将难以评估。因此，没有怀孕计划的朋友，还是采取长期、可靠、更安全的避孕方法吧，比如戴避孕套、上环等。

第 2 课·

告别噩梦，寻找怀孕良方

扫码听音频

胎停育的原因

我在门诊和微博上，经常会被问到这个问题：到底什么是胎停育？当胚胎发育到一个阶段发生了死亡而停止继续发育，而且是发生在孕早期，就称为"胎停育"。

胎停育超声学检查表现为子宫增大，多发无回声光点或光团，以及无孕囊，孕囊不完整，无胚胎组织，或无胎心、胎动。胎停育常见的处理办法是稽留流产和不全流产，其结果通常以吸宫术结束。多次胎停育严重影响女性身心健康。

那么，胎停育是什么原因造成的？胎停育病因复杂，最常见的是染色体因素、内分泌因素、感染因素、免疫因素、环境因素、男方因素以及孕妇高龄等，还有50%的胚胎停育原因不明。所以，如果出现胎停育，建议对夫妻双方和流产流出物进行基因检查，排除基因突变和遗传方面的原因，并对其他相关因素进行——排查，针对病因进行治疗。

宫外孕

宫外孕原叫"移位妊娠"，说的是胚胎从正常的位置，也就是子宫里面的位置"转移"到不正常的位置。后来证明，这种说法是没有依据的，干脆就改成了异位妊娠，"小名"还叫威名远扬的宫外孕。

在怀孕的人中，宫外孕的比例约占2%。异位妊娠多数发生在输卵管，占90%以上。此外，腹腔妊娠占1%，子宫颈妊娠占1%，卵巢妊娠占1%～3%，剖宫产疤痕妊娠占1%～3%。值得注意的是，宫外孕还可同时合并宫内妊娠。做试管婴儿的女性更容易造成异位妊娠，其风险高达1%。

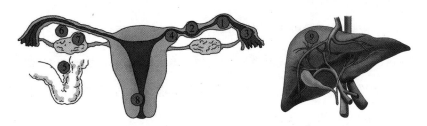

①——④输卵管妊娠；⑤肠系膜妊娠；

⑥阔韧带妊娠；⑦卵巢妊娠；

⑧宫颈妊娠；⑨肝脏妊娠

异位妊娠常见情况

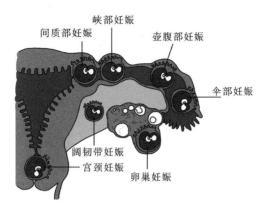

异位妊娠的发生部位

有异位妊娠史的女性，重复宫外孕的概率约为10%。在有两次或两次以上异位妊娠的女性中，复发风险增加到25%以上，带宫内节育器发生妊娠的异位妊娠率高达53%。

由于输卵管十分细小，而且壁很薄，无法容纳胚胎生长，还会因为胚胎侵蚀输卵管管壁造成破裂，从而发生危及生命的大出血，所以，一旦怀疑异位妊娠，就应该住院进行观察和治疗，避免发生严重出血，造成生命危险。

蒋大夫答疑

▊ 先兆流产是否需要保胎

Q 先兆流产是否都需要保胎？

A 不是每一次先兆流产都值得保胎，更不是每一次保胎都会成功。流产的原因中，胎儿染色体异常的比例占50%以上，这种情况下保胎是没有意义的。发生流产是一个自然淘汰的过程，不跟自然淘汰对着干，是聪明的选择。如果是因为内分泌问题（比如黄体功能不足）、甲减、糖尿病、感染或宫颈机能不全等造成的流产，应该先去医院进行明确诊断，对因治疗，才有可能成功怀孕。

先兆流产和宫外孕都以停经、阴道流血和下腹痛为主要症状，要注意区别二者。后者如果误诊，可能会发生腹腔内大出血，危及生命安全，这一点要特别注意。

还有一种情况和先兆流产症状类似，那就是着床性出血，不过这种出血对母子均无影响，不用担忧。

生化妊娠——一场精子与卵子擦肩而过的邂逅

小红备孕半年，终于当上了"中队长"，验孕试纸两道红杠，显示怀孕了，她别提多高兴了。可是过了几天，她开始出血，试纸由"中队长"降级，变为"小队长"，验孕试纸又呈阴性了。医生告诉她，这是生化妊娠了。小红很伤心，她问我："什么是生化妊娠？为什么人家都好好的，我就'生化'了？"

要回答小红的问题，还是从怀孕的经过谈起吧。受精前的事前面已经谈过了，在此不再赘述。当受精卵通过输卵管抵达子宫的宫腔时，子宫内膜在激素的作用下已经肥沃起来，做好接受着床的姿态，随时准备迎接宝宝来安家。

当受精卵和子宫内膜亲密接触后，在激素的帮助下，受精卵会钻入子宫内膜层，开始扎根发芽，茁壮生长。此时，滋养细胞分泌的HCG进入母体血液，医生可以通过生物化学方法检测出来。但是如果受精卵没有继续发育，也没有成功种植在子宫里，就不会出现体现新生命诞生的孕囊，或者还没有达到B超能够辨别出新生孕囊的这段时间，发生了早早期流产，脆弱的新生命就结束了。这个过程就叫生化妊娠。

造成生化妊娠的原因中，染色体异常是最常见的。这可能是受精卵自己的基因缺陷，也可能是遗传因素导致的染色体数目或结构异常。第二个原因是黄体酮分泌不足，影响受精卵在子宫内着床。除此之外，还有其他一些原因，比如子宫内膜不健康、黏膜下子宫肌瘤，以及不良的生活方式，包括夫妻双方中的任一方抽烟、酗酒，或长期处于毒物、噪声、高温环境中，以及遭到病毒感染等，这些都会不同程度地影响受精卵发育。另外，女方的血液高凝状态、免疫功能异常、全身性疾病等，也与生化妊娠的发生有关。当然，还有一些生化妊娠没有明显的诱因，这种情况只能说有点儿冤。

许多人说，生化妊娠是怀了一次假孕，其实这也是精子与卵子的一场美丽的邂逅，只是刚刚"擦肩"就"过"了。因为一些问题没有和谐解决，只能遗憾地说"再见"。不过，偶尔一次生化妊娠不必过分担心，发生两次及以上生化妊娠的，要到医院进行相关检查，针对病因进行治疗。

实际上，在医院门诊，每个月都会有相当一部分的怀孕是以这样的结果结束的。资料统计显示，生化妊娠大约占总妊娠的25%～30%。如果没有专门去检测HCG，很多女性会以为"大姨妈"推迟了一次，并不会意识到这是一次怀孕。

让我们记住美丽，忘记遗憾吧。宝宝也舍不得妈妈，他（她）会再次光临，愿下一次你能留住他（她）。

怀了葡萄胎——一次美丽的错误

40岁的李女士好不容易怀孕了，阴道却不停地流血，最后不得已选择了吸宫术。但是在清宫时，医生吸出了晶莹透明的"葡萄"水泡状物。医生说她怀了一个葡萄胎。李女士欲哭无泪："人家怀了一个宝宝，我却怀了一堆葡萄，怎么会犯下这么一个美丽的错误？"

其实，怀了葡萄胎并不会生出一串葡萄，它是一团团的水泡，只是看起来像一堆葡萄。这是怀孕后绒毛滋养细胞增生、间质水肿而形成的大小不一的水泡，水泡间有蒂相连成串，形如葡萄而得名，也称水泡状胎块。

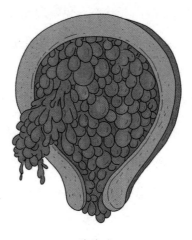

葡萄胎

葡萄胎分为完全性葡萄胎和部分性葡萄胎两类。完全性葡萄胎有水泡状物，如串串葡萄，直径从数毫米到数厘米不等。其间有纤维素相连，常混有血块和蜕膜碎片。水泡状物占满整个宫腔，没有胎儿及附属物或者与胎儿相关的痕迹。

部分性葡萄胎仅部分绒毛变为水泡，可合并胚胎或者胎儿组织。如有胎儿，大多会死亡，足月妊娠的极少，而且常伴有发育迟缓或者多发性畸形。

葡萄胎最常见的临床表现是停经后阴道不规则出血，据统计，约有80%的葡萄胎病人会出现该症状。不规则出血一般发生于停经8～12周，出血量从点滴出血到大出血甚至出血性休克不等。如果在点滴出血时不及时诊治，容易导致缺铁性贫血及宫腔感染。还可能出现的临床表现有：妊娠剧吐、子宫增大变软、子痫前期、甲状腺功能亢进、卵巢黄素化囊肿、肺动脉滋养细胞栓塞。

李斯特菌病——可引起不良产科预后的病菌感染

李斯特菌病是一种引起不良产科预后的病菌感染。李斯特菌病引起的胎死宫内，又是一宗让准妈妈难以忘怀的母子擦肩而过的灾难事件。可惜的是，部分病例没有及时查到病因，成为一家人莫名的痛苦和持续担心的源泉。

记得几年前，我在门诊出诊，一家5口人，包括小夫妻2人、公婆2人和丈母娘，不顾护士阻拦，执意闯入门诊，找我要个说法。原来，夫妻俩前几天来医院做产检，当时结果显示是正常的，几天后他们在家听不到胎心，就来医院找医生。他们不理解："医生产检时说没问题，怎么今天孩子就没有胎心了？"更要命的是，后来我们即便为死去的胎儿做了尸体解剖，也没有找到胎儿的致死原因。一家人觉得气不打一处来。

我特别理解他们的心情，真诚地安慰了他们，并让他们给我时间，我争取给他们一个说法。因为我知道我们的细菌培养结果还没有出来，也许出来后就能解释胎儿死亡的原因。最后，终于找到了导致胎儿死亡的罪魁祸首——李斯特菌，孕妇因为感染了李斯特菌，造成宫内感染，引起胎儿死亡！

在对这名孕妇进行了抗菌治疗之后，第二年，她生下一个健康的宝宝，小两口欢天喜地给医生送来了红蛋。

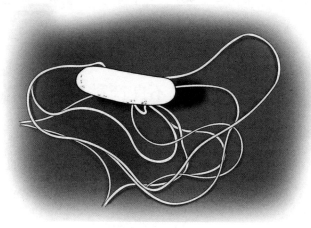

李斯特菌

李斯特菌是一种致病细菌，它在环境中相当常见，泥土、植物、动物饲料以及人类和动物的粪便当中都可以见到这种细菌的身影。李斯特菌病是食源性人畜共患的感染性疾病。85%～90%的病例是吃被污染的食品引起的。李斯特菌还有一个重要的特性——不怕冷。李斯特菌在低至零摄氏度的冷藏温度下，仍可缓慢地生长，一般的冷冻也不足以将它们杀死。所以，冰激凌中也可能有李斯特菌存在。如果冰激凌的生产原料受到污染或后期杀菌不严，都会导致李斯特菌进入最终产品。另外，在冰激凌的生产过程中，一些环节也可能造成李斯特菌污染。所以，孕妇最好不要吃冰箱里久存的食物，尤其是不便加热的食品，比如冷饮等，也不要吃超时储存的开口的水果。

李斯特菌可以污染软芝士、水产品、煮熟的冷冻肉、生肉、水果等多种食物。因此，在超市购物时，应注意查看食物包装是否完好，如果包装有破损，就不要购买。美国疾病与预防控制中心曾经提示，以下食物存在李斯特菌污染风险：用未经高温消毒的生乳制作的奶酪，未经杀菌的蛋黄酱，提前做好、存放时间较长的三明治，未完全煮熟的豆芽。我们要引起重视，不要再上演吃出来要命的病这种悲剧。

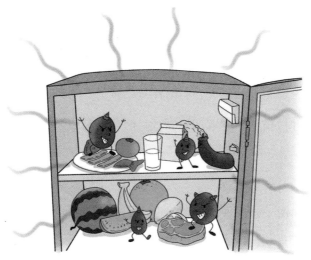

李斯特菌的危害

此外，李斯特菌也可通过眼睛及破损皮肤、黏膜进入体内而造成感染。孕妇感染后，可能通过胎盘或产道感染胎儿或新生儿。栖居于阴道、子宫颈的李斯特菌，也可能通过上行引起宫内感染。性接触也是本病传播的可能途径。李斯特菌病的潜伏期为3～70天，有类似感冒的症状，以及恶心、呕吐、腹部痉挛、腹泻、头痛、便秘、持续发烧，严重的感染也可能出现败血症和脑膜炎。虽然李斯特菌病发生率比较低，但其病死率高达20%～30%。所以，千万不要说感冒不是大病，"感冒"症状有可能是大病的前驱症状。

尤其需要注意的是，孕妇和新生儿是李斯特菌病最易感者。妊娠期女性感染李斯特菌的风险是普通人群的13～100倍。孕妇感染李斯特菌后招致流产及早产的发生率可达0.24%～0.55%。妊娠早、中期感染李斯特菌，可导致流产、死胎与早产；妊娠晚期感染李斯特菌则可能导致胎儿及新生儿发生感染，出现胎儿心率减慢、胎动减少、胎粪污染羊水以及新生儿窒息。感染的孕妇连累新生儿感染的发病率不高，大约为0.52‰。如果新生儿在宫内被感染，主要表现为肝、脾、肺、肾、脑等脏器内出现播散性脓肿或肉芽肿。孕早期常导致胎儿患败血症，足月产后两周常发生新生儿脑膜炎，同时伴有结膜炎、咽炎，躯干及肢端皮肤红丘疹。患儿可出现呼吸或循环衰竭，病死率高达33%～100%，早期治疗可提高存活率。

因为李斯特菌病的发病率不高，我国目前尚没有将其作为孕妇筛查的必查项目，故上报和统计的数量较少。美国也是在2000年才将其确定为国家法定传染病，进行严密监测的。近年来，该病已经引起我国妇产科和新生儿科医生的重视，不少病例报道不断面世。期待中国有一天能将李斯特菌病也列为法定报告疾病，少出现误诊误治。

那么，该如何防治李斯特菌病呢？还应从备孕开始进行防治。备孕女性不要从事容易污染的养殖、污洗和不方便进行个人清洗环境下的工作。怀孕后，更要给孕妇以良好的生活和工作环境。

在医院里，急诊科医师、妇产科医师、感染科医师要提高对该病的警惕性，对于孕期出现不明原因发热，并有相关饮食史的患者，需警惕李斯特菌感染，高度关注病情变化，密切监测胎心、羊水等情况。

　　李斯特菌病的治疗是选择敏感的抗生素进行足够疗程的正规治疗。当患者出现异常时，应及时进行抗感染治疗。对感染李斯特菌的新生儿，需要预防性或治疗性应用抗生素，以防止出现严重的并发症。

扫码听音频

第 3 课
明明白白做产检

扫码听音频　　扫码看视频

所有孕妇都需要做产检吗

孕期产检是非常必要的，是孕期无可替代的保护措施。在确认怀孕后，所有孕妇都需要做产检。因为通过正规产检，才能了解自己在孕期的健康情况和宝宝的生长发育状况，并对危害母子健康的疾病及时进行预防和治疗。

和妊娠相关的检查从停经开始，需要医生来帮助确定怀孕与否、怀孕的性质和着床的位置，排除葡萄胎和宫外孕，避免发生大出血等严重影响孕妇生命安全的疾病。

规范、正式的产检从13周前后开始。最初需要通过超声NT来提示胚胎基因缺陷的可能。接着还需要借助唐氏筛查、无创DNA甚至羊水穿刺来进行进一步的筛查和确诊，避免基因缺陷儿出生。在怀孕19～24周，需要用B超进行排除胎儿大畸形的检查。这段时间也是妊娠合并乙型肝炎进行母婴阻断治疗介入的关键时间节点，患有乙肝的孕妇需要检查HBV-DNA。当HBV-DNA＞$2×10^5$时，在24～28周启动抗病毒治疗，可以大大提高阻断率，成功率甚至可以接近100%。再往后，还需要对孕妇进行妊娠期糖尿病和妊娠期高血压的筛查、指导和治疗。

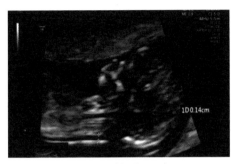

NT 检测

很多影响母子生命安全的严重疾病都是由小的异常开始的，必须通过规范、认真的检查，在疾病尚轻的阶段发现并及时处理，才能防微杜渐，确保母子安全。

蒋大夫答疑

产检遇到男医生

Q 产检时遇到男医生，怎么避免尴尬？

A 还好我是女妇产科医生，不会遇到性别信任危机。但是我的男同事的确有过这样的经历。那年，一个阴道异常出血的年轻女孩由我前男同事接诊。没过多久，小小的检查室里传出了噪声，男同事夺门而出，狼狈逃审，后边紧跟着女孩的父亲。那时，我已经是科室主任了，必须处理这件事。我拦住暴怒的男人——病人的爸爸，问他怎么回事。他说："他带我女儿进去后，我不放心，在外边偷听，竟然听到他说：'马上就好……会不会怀孕啊？'这不是流氓是什么？"

原来我的同事被这位父亲误解了。想想看，这种误解也可以理解。在这种非常敏感的场景下，听到这些敏感的话语不产生误解，爸爸的心该有多大。其实，同事说"马上就好"，是安慰病人稍微忍耐一下，不要太紧张；问"会不会怀孕"，是询问出血原因。这些都是妇产科医生问诊时常用的语句。最后，还是这个女病人说出实情，替她的医生解了围。

所以，在给异性病人做检查时，医生要注意以下两点：

●准备好"前戏"，跟病人及病人家属提前交代注意事项，以避免产生误解。

●演好"现场戏"，邀请病人同性别的亲友或者同事一同前往检查。这样做似乎有些费事，但是一旦被病人家属误解会更麻烦。作为病人，也有权要求这种检查有第三者在场。作为医生，即便病人不要求，也要做到有第三者在场。

孕期 B 超检查的重要性

B 超检查可以告诉我们什么

现代医疗检验技术越来越先进，通过黑白B超、彩超、三维甚至四维超声检查，我们不但可以了解宝宝的生长发育状况，及时发现明显的异常情况，还可以预估足月生产时的重量，提前决定分娩方式。B超下观察胎宝宝时，甚至还可以清楚地看到他们在肚子里打哈欠、吸吮拇指、揉眼睛、微笑等可爱的动作。孕妈妈在做B超时看到这些情景，一定会激动不已。

医生主要通过B超了解以下情况。

● 了解胎宝宝生长发育的情况。在孕早期，通过B超可以最早了解胎芽、胎心、胎动、着床部位等情况。B超检查也是确诊妊娠，排除宫外孕的重要依据。

在孕中期，通过B超可以了解胎宝宝的发育情况，尽早发现多系统的畸形。孕9～24周的B超检查能筛查出所有胎儿畸形的95%。

常见的胎儿畸形有以下几种情况：神经系统畸形，包括无脑儿和小脑畸形、脊柱裂、脑脊膜膨出、脑积水等；心血管系统畸形，主要表现为先天性心脏病；消化系统畸形，包括腹裂致内脏外翻、脐膨出、膈疝、部分肠道闭锁及巨结肠等；泌尿系统畸形，包括肾积水、多囊肾及巨膀胱、尿道梗阻；肢体畸形，包括短肢畸形、肢体残缺、连体畸形、致命性软骨发育不全等。

● 通过B超确定胎儿数目以及胎盘位置与宫颈口的关系。在孕晚期，通过B超复核孕周及预产期，确定胎宝宝位置，及时发现异常胎位，帮助孕妇选择安全的分娩方式。及早发现胎盘异常、脐血管前置等问题，选择合适的分娩方式。其中前置胎盘和帆状胎盘是严重胎盘异常情况，提前注意这种容易导致产前阴道出血及产后大出血的异常情况，以选择合适的分娩方式，避免和减少产科出血，确保孕妇和胎儿的生命安全。

此外，B超还可以估计羊水量和性状，评估胎盘功能及胎宝宝是否有宫内缺氧窒息等。

整个孕期需要做几次 B 超检查

整个孕期，凡是按时进行产前检查的孕妈妈，都会在医生的建议下分阶段接受B超检查。提前知道这些内容，可以早做准备，让整个产科检查过程变得有备无患，简单愉快。

第一次 B 超：妊娠 5 ~ 8 周

早孕期的B超非常重要。一些谣言说早孕B超对宝宝有不良影响，其实超声检查是不会对胚胎造成伤害的，不要轻信这些谣传。

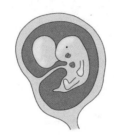

第一次B超（孕6周）时的宝宝

早孕期B超能帮助医生监测以下问题：

● 确定胎芽、胎心，证明胚胎是活胎；

● 确定胎芽大小与末次月经是否相符，推算宝宝的预产期；

● 确定宫内孕还是宫外孕；

● 确定单胎或双胎（多胎）；

● 排除宫外孕和其他异常妊娠，以及妊娠滋养细胞疾病（葡萄胎等）。

在这个阶段最好做阴道B超，这样检查结果又快又准。

第二次 B 超：妊娠 11 ~ 14 周

NT即颈项透明层，指胎儿颈后皮下组织液内液体积聚的厚度，是最早的基因突变相关检查。当NT超过一定厚度（3mm），提示胎儿可能出现21-三体综合征、18-三体综合征、13-三体综合征等风险。

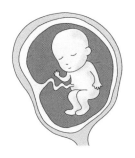

第二次B超（孕13周）时的宝宝

第三次 B 超：妊娠 19 ~ 24 周（大排畸）

孕中期的B超胎儿检查，是影像学胎儿大畸形排查，简称"大排畸"。在这个重要时间窗口，能检出大多数的胎儿畸形，如颜面部畸形、四肢畸形、大脑畸形、内脏器官畸形、心脏畸形等。因此要特别重视这次检查，注意卡好时间，许多畸形的检查都有比较严格的时间限制，过了这个村就没有这个店了。

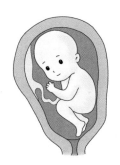

第三次 B 超（孕 24 周）时的宝宝

第四次 B 超：妊娠 28 ~ 32 周

查胎位，进行胎儿生长发育评估，可能发现部分晚发畸形。监测胎儿的生长发育情况，排除胎儿生长受限、羊水及脐带异常等情况。

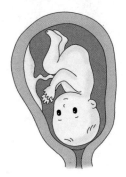

第四次 B 超（孕 32 周）时的宝宝

第五次 B 超：妊娠 38 周

评估胎儿大小、胎方位、胎先露入盆情况、胎盘成熟度等。对胎儿体重进行估计，决定分娩方式，不再检查胎儿结构发育情况。如果超声提示脐带绕颈，也不要紧张，注意观察胎动情况，大多数脐带绕颈都不会对胎儿造成伤害，但有宫缩后要及早就医。

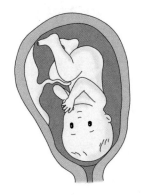

第五次 B 超（孕 38 周）时的宝宝

阴道 B 超还是腹部 B 超，我该选什么

一些孕妈妈每次去做产检，都会有这样的纠结：到底是选择阴道B超，还是腹部B超？其实，B超检查没有不好的方法，只有不合适的选择，两种B超方式各有自己的特点和适用的阶段。

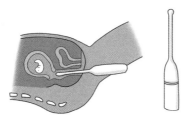

阴道超声波的原理

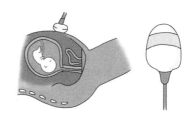

腹部超声波的原理

不论是经过腹部还是阴道超声检查，都不会对胎儿有特别的影响。阴道超声显示聚焦区10cm以内的器官及病变优于腹部超声。早孕期阴超看得更清楚，对确认胚胎好不好、宫内孕还是宫外孕有更多的优势，用以观察早期妊娠胚胎是否着床、胚胎数目、发育情况，以及早期排除胎儿发育不良和胎儿畸形、异位妊娠等。

腹部超声检查的优点是扫描的范围更广，对于距离远及较大的占位性病变、中晚期胎儿的生长发育情况、胎儿大畸形排查等方面有更多优势。

总之，孕妈妈不必纠结到底使用哪种超声方法，听医生的建议即可。

蒋大夫答疑

医生能查出流产史吗

Q 我曾经流过产，医生能查出来吗？

A 话说每一次就诊，都是对医生的考试。这不，考验医生的时间又到了。问这个问题时，医生先要考虑你真的想知道什么，大概包括以下几点：

● 本次怀孕如果有流产的可能，能被医生查出来吗？

这个问题应该是想问是否会先兆流产。先兆流产会出现腹痛、阴道流血，在临床检验和超声检查的证据下，比较容易被诊断出来。如果出血明显增加，腹痛加重，进而排出水和烂肉一样的宫内物，可能发生不全流产和完全流产，诊断也没有困难。

孕中、晚期流产，多有宫颈机能不全、感染等因素，有腹痛、出血、胎盘后血肿、破膜、羊水流出等症状，特征明显，诊断更无悬念。

● 以前曾经流产，我不告诉医生，他能查出来吗？

问这个问题的目的，应该是看以前的隐私是否能保得住。实话实说，特别早的自然流产、药物流产，尤其是生化妊娠，医生没有特殊需要，不会去追根究底地查，也不容易查出来。所以，你不说谁也不知道。

如果曾经发生过怀孕中、晚期的自然流产，尤其是经过医学干预下的引产，宫颈管可能会出现不同程度的损伤，宫颈外口形状会由圆形闭合状态变成一条横行裂缝状，此时有经验的妇产科医生一眼就能看出来。

"侧脑室增宽"意味着宝宝有问题吗

Q 蒋大夫，您好！我孕34周，二胎，做B超提示胎儿右侧脑室宽1厘米，羊水指数25。孕18周时，唐氏筛查风险率1/585。之前B超检查都没有问题。请问我的宝宝健康吗？

A　每一位拿到"侧脑室增宽"超声报告的孕妈妈，都迫切想知道自己的宝宝是否会有问题。"脑子有问题是天大的事，我的宝贝还能要吗？"这是她们心中的痛点。

当超声发现侧脑室扩张时，医生会非常仔细地看其他结构是否有异常。当侧脑室增宽同时合并"其他部位结构异常"或"染色体异常"，才会建议孕妇放弃继续怀孕。其余的情况，医生还是会发放通行证的。

侧脑室增宽诊断是分度的，通常的分法为：轻度（10~15mm）、重度（>15mm），或轻度（10~12mm）、中度（13~15mm）、重度（>15mm）。侧脑室13mm以上者，发生不良结局的可能性更高。你的宝宝检查结果是10mm，属于轻度，轻度侧脑室增宽的胎儿，超过90%出生后评估是正常的。

宝宝比实际孕周小怎么办

Q　蒋老师您好！我做四维彩超和前一次彩超检查结果，都比实际孕周小两周，羊水6.2cm，这种情况应该怎么办，严重吗？

A　你好，由预产期推算的孕周，是根据经验公式算出来的，B超检查报告孕周是依据头围、股骨长、腹围等检查结果，经过统计学方法算出来的。诊断依据不同，结果也有所差别，这是可以理解的。通常两种方法的诊断孕周相差一周影响不大，可以忽略不计。偏小超过一周，孕妇可以加强营养，增加热量，同时妇产科产检、B超随访。如果差别逐渐缩小，说明增加营养是有效的，胎儿的生长得到改善。如果在随访的过程中差距逐渐增大，可由医生来排除胎儿宫内发育迟缓，必要的时候要进行宫内医疗干预。同时注意胎盘功能情况的检测，预防因胎盘功能不良造成的胎儿官内发育迟缓。关于羊水的情况，也请继续随访吧，暂不做医学干预。

■ 羊水量多少算正常

Q 在孕35周，羊水多少才是正常的？

A 羊水是指羊膜腔里的液体。自妊娠后半期开始，羊水由胎儿尿液及肺泡分泌液组成。近足月胎儿每天产生1000～1500mL尿液及150～170mL肺泡分泌液。胎儿吞咽是羊水吸收的主要途径，胎儿每天吞咽500～700mL羊水。胎盘、脐带和胎儿表面皮肤每天共吸收约420mL羊水。孕35周已接近足月，羊水量为700～800mL，起码应不少于300mL，B超测羊水指数为15.6～14.6cm，否则视为羊水过少。孕晚期持续性羊水过少是终止妊娠的重要指征，一定要认真对待。需要经医生综合评价，了解胎盘功能是否正常，选择适合终止妊娠的时间，以保证胎儿的安全。

脐带真结会导致胎儿死亡吗

下面是一个B超医生在朋友圈发的照片，这个"麻花"就是脐带真结。

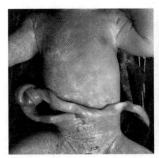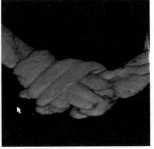

脐带真结（图片来自李井程医生）

脐带是胎儿连接妈妈的纽带和桥梁，胎儿在子宫内靠脐带和胎盘与母体相连。通过脐带，胎儿可以获得养分和氧气，并将产生的二氧化碳和各种废物送回母体，由母亲排出体外。脐带打真结，就像绳子打了个结扣。

脐带不是一条实心的绳子，它是联系妈妈和胎儿的通道，中间有两条动脉和一条静脉血管，妈妈给宝宝的所有营养和氧气都是通过脐带输送的。如果发生了脐带真结，岂不是要给宝宝断送营养吗？谁不担心胎儿会突然死亡？但事实上，临床上脐带真结多半是胎儿娩出后或者剖宫产术中才意外发现的，并没有影响到胎儿的正常发育，真正发生脐带真结导致足月胎儿死亡的案例其实很少。

这是为什么呢？我们先来了解脐带真结是怎么形成的。脐带真结通常发生在孕早、中期，这时胎儿比较小，而脐带相对于胎儿又很长，宫腔的空间相对较大，淘气的"熊孩子"把脑袋或者身子钻进脐带套圈中，没办法出来，于是脐带真结就形成了。

那么，脐带真结有没有可能导致胎儿死亡？不能说完全没有，但是可能性很小，只发生在真结被拉紧、脐带血液断流的情况下。不过，以"熊孩子"这时候的能力，要做到这个程度还是挺困难的。在狭小的空间里，要把这个结拽紧，说实话他还没有学会这个本领呢。随着孕周增大，胎儿的力气也逐渐见长。此时，胎儿倒是大了，但宫腔的活动空间更小了，"熊孩子"的活动范围小了，想拉紧脐带真结就越发不容易了。因此，脐带真结引起的胎儿死亡，更多见于孕中期胎儿活动空间充足而胎动也比较活跃的阶段。

至于开头说的那个会绕"麻花"的"熊孩子"，第二天自己就迫不及待地爬出来找妈妈了。

这下明白了吧，脐带真结虽然看起来万分危险，其实不需要过于担心，把自己吓得魂不守舍。当然也不要掉以轻心，完全不当回事，只需要做必要的观察，一有问题及时向医生求助即可。

胎儿肺囊腺瘤是肺畸形还是肿瘤

大家都希望看到自己的宝宝很健康，但偏偏有一小部分宝宝会在这一阶段的B超检查中出现肺部异常回声，然后医生告诉你宝宝很可能患有肺囊腺瘤，你自然会感到紧张。不过，这种疾病虽然听起来很像肿瘤，但肺囊腺瘤≠胎儿肿瘤。

其实，肺囊腺瘤是一个已经过时了的名词，最新的大名叫作"先天性肺气道（囊性腺样）畸形"（Congenital Pulmonary Airway Malformation，简称胎儿CPAM），是产前诊断中最常见的肺部病变之一，发生率约为1/25000，占胎儿先天性肺部病变的25%。不过请放心，这是一种良性、非肿瘤性的异常肺组织，常局限于一个肺叶内，是终末细支气管异常增生形成的若干囊性组织，这块组织缺少正常肺的功能。

在这类胎儿中，有10%～20%的胎儿会伴有先天性畸形，如其他肺部畸形、气管食管瘘、食管闭锁、肠闭锁，双肾发生障碍、无肾或肾脏发育不良，以及其他系统畸形等。所以，有必要对胎儿进行进一步的诊断。

CPAM的发展及预后到底怎样？通常我们会从以下几个方面综合考察。

肿块是否可以消退。大多数CPAM在20～26周时表现出快速进行性生长，到约25周时达到峰值，之后肿块生长停止，且有可能消退。能消退当然是好的，因此不是所有的CPAM结果都不好。

水肿、纵隔移位。有大约1/3的CPAM胎儿会发生水肿。这里有一个坏消息和一个好消息。坏消息是，出现水肿是一个不好的指标，围产期死亡风险会接近100%。好消息是，如果在孕28周左右仍未发生水肿，以后就不太可能发生了，这时就可以解除警报，说明宝宝是安全的。

那么，针对CPAM有干预治疗的方法吗？有，但不太成熟。治疗干预措施包括服用皮质类固醇（激素）药、引流、手术切除、激光消融、硬化疗法等。不过，这些手段都处于研究阶段，我们一起期待医学快速进展吧。

该病无论是诊断还是治疗都比较复杂，以上的诊断和治疗措施，多在水平比较高的大医院才有能力开展。所以，一旦发现胎儿疑似CPAM，建议到经验丰富的三甲医院进行诊断治疗。

从胎动可以看出男孩还是女孩吗

我在门诊曾遇到一个"聪明"的咨询者，他想套我的话。

"医生，能不能告诉我男女？"

"非医学原因鉴别胎儿性别是犯法的，不能。"

"那是长得帅，还是长得漂亮呢？"

"不知道，现在还看不出来。"

"那我应该买蓝衣服，还是粉衣服呢？"

"看你的喜好，我不知道。"

"我觉得胎动好明显，是男孩吧？"

"谁告诉你胎动能预测男女了？"

"哦，那我知道了，是女孩，对吧？"

"出生后就知道了，给自己留个惊喜不好吗？"

……

那么，胎动能预测性别吗？我们先要知道什么是胎动。胎儿是一个小精灵，喝饱睡足了，就会不停地运动，这就是我们常说的"胎动"。胎动就是胎儿在子宫腔里的活动，冲击到子宫壁，会给妈妈带来惊喜的感觉。

在怀第一胎的时候，通常怀孕满4个月时，妈妈可明显感到胎儿的活动。经产妇准妈妈已经有过孕育的经验，可以更早察觉到胎儿的活动，大约在怀孕3个多月时就可能察觉到胎动了。

总而言之，胎儿在子宫内伸手、踢腿、冲击子宫壁的活动，就是胎动。这是胎儿和妈妈最初的互动，胎动的次数多少、快慢、强弱，只能间接告知我们胎儿的安危，怎么可能显示胎儿的性别？这些说法仅能作为大家茶余饭后的一种消遣，准确率是50%。

那么，有没有办法可以准确知道生男还是生女？有，那就是通过孕早期的基因检测、孕中期以后的B超检查来确认性别。但是以选择性别生育为目的的行为，既不符合科学，也不符合社会学，我们是不提倡的。自己的孩子无论男女都是好的，不好的是重男轻女的传统思想。

羊水穿刺和无创 DNA

《中国出生缺陷防治报告》指出，目前每年新增出生缺陷儿约90万例，占出生人口总数的5.6%。这些"折翼的天使"，无疑给家庭和社会蒙上了沉重的阴影。因此，产前诊断是非常重要的，其意义在于提早防治出生缺陷，防止悲剧的发生。

目前常用来进行出生缺陷筛查的方法有以下几种。

唐氏筛查

唐氏筛查是在孕早、中期，抽取孕妇的外周血，测定相应的生化标志物，综合孕周、孕妇年龄、体重等各项信息，经过专业的筛查软件计算出胎儿是否具有染色体异常的风险。除了血样检查外，还可以结合超声NT的数值，最终计算出胎儿患染色体疾病的风险有多大。如风险值低于设定的参考值（例如1／270），就被定义为低风险；超过设定的值，就被定义为高风险，此时医生会建议做羊水穿刺。

无创 DNA 筛查

无创DNA筛查是通过抽取孕妇血管少量的血，提取游离在血液中来自胎儿的DNA片段，然后采用高通量测序结合生物信息学分析，得出胎儿患染色体非整倍体疾病的风险率。

无创 DNA 的优点

● 仅需采集孕妇外周血，对胎儿及孕妇均无创伤；

● 检测的孕周范围较大，12～24周均可检测；

● 预期检出率远远高于唐氏筛查，对21－三体综合征、18－三体综合征、13−三体综合征的检出率均高于99%，假阳性率低于1%，属于高级筛查。

无创 DNA 筛查的局限性

● 仅针对21−三体综合征、18−三体综合征、13−三体综合征这三种常见的染色体疾病的筛查，对其他染色体的数目异常及染色体中的嵌合体型、易位型等结构异常无法诊断；

● 价格相对较昂贵；

● 虽然检出率很高，但覆盖基因缺陷的范围较小，并且只是筛查的技术手段，而不是最终诊断。

羊水穿刺

随着孕妇年龄增大，胎儿出现遗传学异常的风险会成倍增高。以最常见的遗传性智力障碍——唐氏综合征为例，分娩年龄为25岁的孕妇分娩唐氏儿的概率为1/1340，而35岁的孕妇分娩唐氏儿的概率为1/353。这就是医生强调高龄产妇一定要进行羊水穿刺的主要原因。

羊水穿刺属于侵入性产前诊断技术。具体操作方法是在超声引导下，用一根细长针穿过孕妇腹壁及子宫肌层，直达羊膜腔内，抽取一定量的羊水，收集胎儿的脱落细胞，进行染色体全序列检查。羊水穿刺是目前确诊胎儿遗传学异常唯一的方法。

羊水穿刺是有创检查，有点儿不舒服，而且有一定的风险。但是符合以下条件之一的准妈妈，需要做羊水穿刺：

● 早期唐筛提示高风险，或者无创DNA提示风险异常的；

● 35岁以上的高龄孕妇；

● 曾有过不明原因流产、胎停育等胎儿异常史，或者生过先天性异常儿的；

● 夫妻其中一人被检查出染色体异常或者染色体平衡易位；

● 有家族遗传病史，需要对胎儿进行医学鉴定的；

● 曾生育过神经管缺陷儿，或此次孕期血清甲胎蛋白值明显高于正常妊娠者。

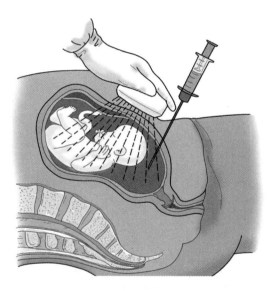

羊水穿刺

出生缺陷儿的出现，对家庭和社会都是一项重担，孩子也不可能有圆满的人生。因此，符合以上条件之一的孕妈妈，一定要做羊水穿刺检查。做羊水穿刺的最佳时间是在孕16～24周。羊水穿刺导致流产的风险仅为0.25%～0.5%。虽然羊水穿刺有一定的风险，但相对而言这个风险是值得承担的。

蒋大夫答疑

▇ 单脐动脉 ▇

Q 我做四维彩超时查出宝宝是单脐动脉，做了唐氏筛查和无创DNA，都是低风险，还需要做羊水穿刺吗？

A 只有一根脐动脉存在于脐带的情况，叫作单脐动脉。这种情况的发生率为1/500～1/100，是最常见的脐带异常疾病。一般来说，绝大多数单脐动脉的胎儿都是健康的。但由于单脐动脉干扰了胎儿的血液供应，有报道称，单脐动脉的胎儿发生畸形的概率较高。因此，应该加强胎儿出生缺陷的筛查。

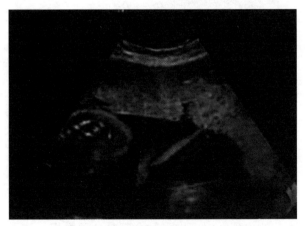

单脐动脉

▇ 右锁骨下动脉迷走 ▇

Q 我孕24周时做四维彩超查出胎儿右锁骨下动脉迷走，该怎么处理？

A 右锁骨下动脉迷走是常见的主动脉弓异常，简单说，就是主动脉弓的一种先天性血管畸形。因为多数预后良好，故被认为是一种正常变异。该病的发病率占正常人群的0.5%～2%，其中约20%可伴其他心脏及血管畸形。

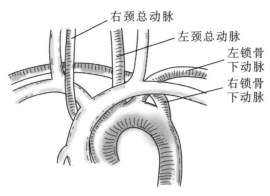

右锁骨下动脉迷走

如果胎儿右锁骨下动脉迷走合并其他心脏畸形或心外一些超声指标时，才提示染色体异常，主要是21—三体综合征和22q11微缺失综合征[1]。

也有专家认为，胎儿右锁骨下动脉迷走可能是21—三体的独立危险因素，可以把这项指标看作部分21—三体综合征及其他染色体异常的指定性表现，尤其是当胎儿右锁骨下动脉迷走合并心血管畸形时，可能存在染色体异常。这种情况下，问题就比较严重，需要做羊水穿刺。

需要特别提醒的是，如果胎儿有右锁骨下动脉迷走，孕妇年龄达到或超过35岁，或者丈夫年龄超过41岁（不是绝对指标），或者有其他任何一项异常软性指标，还是建议去做羊水穿刺，毕竟怀孕是一场输不起的旅程。

1　22q11微缺失综合征是指由人类染色体22q11.21～22q11.23区域杂合性缺失引起的一类临床症候群。

第 4 课

给宝宝一个健康的开始
——如何做好孕期健康管理

扫码听音频

给孩子一个健康的开始

在妊娠期，准妈妈吃下、喝下以及吸收的物质，都会进入胎儿体内。这种母婴之间的分享，在刚受孕时就开始了。

在怀孕的前两个月，胚胎是最脆弱的。在此期间，胎儿身体主要的器官刚刚开始分化形成，香烟、酒精、毒品以及某些药品的化学成分，都会不同程度地影响胎儿的生长发育，可能造成胎儿的发育迟缓，甚至引起先天性畸形。

孕妇抽烟，可能会导致宝宝出生时体重明显偏低，甚至吸入别人释放的二手烟也会影响到宝宝，所以孕妇应尽量远离吸烟区，并阻止吸烟者在你周围点燃香烟。为了宝宝的健康，孕妇自己也应该在孕前果断戒掉抽烟的习惯。

孕妇喝酒会增加胎儿患上胎儿酒精综合征的风险，这种疾病往往是导致胎儿出生缺陷和智力低下的罪魁祸首。患有胎儿酒精综合征的宝宝，可能会出现心脏缺陷、四肢畸形、脊柱侧突、头围过小、面部特征发育异常、小样儿、低体重儿等问题，也是造成新生儿智力低下的主要原因。此外，妊娠期间摄入酒精也会增加孕妇流产和早产的概率。

在怀孕期间，除了医生特别建议服用药品之外，不应该擅自服用其他任何形式的药品或补品，包括处方药和非处方药。

孕妇感染风疹病毒可能导致婴儿智力缺陷、心脏发育异常、白内障、耳聋等，幸运的是这种疾病可以通过孕妇免疫接种得到预防。分娩前孕妇患水痘感染也将非常危险，如果孕妇以前没有患过水痘，注意不要接近任何水痘患者和近期暴露在患者人群中的人。建议女性在怀孕之前3个月接种风疹疫苗和水痘疫苗。

孕妇感染疱疹病毒可使胎儿产生先天性感染，诱发流产、早产、死胎、畸形等，新生儿感染疱疹病毒死亡率高，幸存者常有后遗症。弓形虫感染可能发生于养猫的人群中，更多地出现在未烹熟的肉类和鱼类中。因此，备孕和怀孕的女性要确保食用彻底烧熟的肉类和鱼类，并切勿在烹饪熟前尝味儿。此外，为确保胎儿健康生长发育，孕妇尽量不要接触猫屎、猫砂，以避免感染弓形虫。

在饮食方面，鱼类和贝类富含高质量的蛋白质和一些其他的营养物质，同时饱和脂肪酸含量较低，而欧米伽-3脂肪酸含量较高，有利于胎儿的生长发育，孕妇可以适量食用。需要提醒的是，在选择鱼类时，最好选择深海鱼类，以避免汞污染。

既然准备好做父母，就应该给孩子一个健康的开始，让我们从怀孕做起吧。

孕早期怎么给孕妇补血

孕期绝大部分的孕妇都可能出现某一个阶段的贫血，因此孕期补血是一个值得重视的问题。

红细胞是血液中数量最多的有形成分，它的平均寿命只有120天左右。红细胞的生理功能是携带和释放氧气到全身各组织，同时运输二氧化碳到体外。

缺铁是妊娠期贫血最常见的病因。如果不注意补铁，导致身体的铁储备减少，通常从孕中期（13～28周）开始，出现缺铁性贫血症状的孕妇就会多起来。怀孕期间缺铁风险的增加，主要是由孕妇生理性铁需求的增加、胎儿生长的需要，以及妊娠晚期孕妇血容量的增加等原因造成的。当用来制造血红蛋白的储存铁元素用尽时，铁缺乏症就会发生，从而就形成了缺铁性贫血。

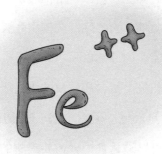

补血应补二价铁

临床显示，铁缺乏或缺铁性贫血的孕妇，可出现疲劳、虚弱、苍白、心动过速、呼吸急促等症状。即便是无症状的贫血孕妇，缺铁性贫血的常规筛查和适当的铁补充，也可以改善孕妇和胎儿的健康状况。因此，建议在孕期各个阶段可适当补铁。

需要提醒大家注意的是，补血不是输血，而是要给造血系统（骨髓）多提供原料，让它产生更多的血。造血系统需要足够的原料，比如铁离子、蛋白质、维生素等，才能产生更多的新鲜血液，源源不断地供给机体，满足孕妇本身和胎儿生长发育的需要。

那么，孕早期的孕妇该如何补血（铁）呢？缺铁性贫血的一级预防办法有以下两种：第一，多吃含铁食物，比如贝类、菠菜、肝脏和红肉类、豆类（扁豆、豌豆和大豆）；第二，口服小剂量的铁补充剂，遵医嘱补充即可。

蒋大夫答疑

孕期遇到装修怎么办

Q 我怀孕20周，可以搬到公司几个月前装修好的地方办公吗？是不是孕中期就不怎么受环境影响了？

A 如果能够避免这个刚装修的地方，就尽量不要去。如果不能避免，工作还是要干，生活还是要继续。可以把工位安排在通风的地方，比如靠窗的地方，经常开窗通风，以尽量降低装修材料对身体的影响。

■ 孕期的行走和睡卧姿势

Q 孕晚期准妈妈的行走、睡卧姿势应该是什么样的？

A 关于孕晚期的运动，散步是个不错的方式。不过，孕晚期行走需要注意两个问题。第一，要慢走，舒缓地走，不要急匆匆地赶路。一辈子要走多少路？你数也数不清楚。但是，一辈子你能生几个孩子？何必要在这个关键的时间去赶路呢？再重要的事情也没有母子的平安健康重要。第二，每天要保证适当的走路时间和脚步频率，管好嘴和迈开腿是整个孕期都应该执行的原则。

关于睡姿，第一，肯定不能趴着睡；第二，不要仰卧平睡。在仰卧位的时候，巨大的子宫会压迫藏在腹壁的大血管（主要是下腔静脉）的血液，导致回流受阻，这样到达心脏的血液骤减，心脏排血量迅速下降，血压随之降低，容易造成胎儿供血不足。此外，仰卧位时，增大的子宫还会压迫横膈，引起迷走神经兴奋，导致心跳减慢，心脏血管扩张，结果同样会导致血压下降。最重要的是，一旦发生仰卧综合征，很可能导致急性胎儿宫内窘迫。

因此，医生建议孕妇的睡姿最好是左侧卧位。好多孕妇说，我睡的时候是左侧卧位，睡醒的时候却是仰卧位，怎么办？在这里我给出一个建议：睡的时候，在右侧垫一个大大的、厚厚的垫子，让右半身舒舒服服地睡在上边。这样一来，改成仰卧位的机会就会减少了。

■ 孕妇为什么容易饿

Q 为什么孕妇那么容易饿？

A 我曾经说过，每一个孕妇都应该是一个快乐的"吃货"。但事实上，并不是所有的孕妇都会觉得特别饿，特别能吃。

在妊娠早期，约有50%的孕妇会出现恶心、呕吐的现象，俗称早孕反应。约60%的孕妇在孕12周后早孕反应会自行缓解，约90%的孕妇会在孕20周后缓解，约10%的孕妇则会在整个妊娠期持续恶心、呕吐。整个孕期都有妊娠反应的孕妇，由于妊娠反应带来的恶心、呕吐、脱水、酸中毒、营养不良等，进一步还会造成轻、中度的肝功能损伤，导致食欲不振更加恶化。因此，这部分孕妇都有程度不同的食欲不振，并不会感觉到饥饿。

有些孕妇的妊娠反应过于剧烈，甚至需要住院治疗，以避免出现严重的脱水和电解质平衡紊乱、严重肝损伤及B族维生素缺乏所造成的韦尼克脑病。约10%的妊娠剧吐患者会并发韦尼克脑病，其主要特征为眼肌麻痹、躯干共济失调和精神异常，临床表现为眼球震颤、视力障碍、步态和站立姿势受影响，个别患者可发生木僵或昏迷。患者经治疗后死亡率仍为10%，未治疗者的死亡率高达50%，严重影响孕妇和胎儿的生命安全。

进入孕中期，也就是怀孕至12周之后，随着胎儿生长发育的需要和妊娠反应的消失，多数孕妇会食欲大增，一个快乐的"吃货"就此形成。但是，此时也不能无所顾忌地放开肚皮吃，要注意筛查和预防妊娠期糖尿病，选择合适的食品和进食量。

老婆怀孕了，老公应该怎么做

经过千辛万苦，亲爱的老婆终于怀孕了，作为老公，除了坐享其成，还能做点儿什么？

做好思想准备

孕早期（0～12周） 丈夫要适当禁欲，心甘情愿受点儿小委屈。因为在孕早期，孕妈妈体内激素变化很大，再加上早孕反应，时常会恶心、呕吐、乳房疼痛，身心都会觉得疲惫不堪，大部分都不会想爱爱。

孕中期（13～28周），可以适当地过性生活。进入孕中期，有的孕妈妈自我感觉好转，阴道分泌物增多，使得阴道更为润滑；同时由于盆腔血流增加，让一些女性更加敏感，更容易达到高潮，此时可以适当进行性生活。但要注意，尽量不要抚摸胸部，尤其不要刺激乳头，以免引起宫缩。

孕晚期（29～40周），也要暂时禁欲。到了孕晚期，孕妈妈体形变化较大，有时连正常生活都很容易感到疲劳，爱爱的欲望自然减少。

需要注意的是，在孕期同房，不管在哪个时期都要戴好避孕套，因为精液中含有前列腺素等物质，可能会引起子宫肌肉大幅度收缩，造成流产。此外，戴避孕套还可以避免将不干净的东西带进阴道，引起上行感染，而感染是造成早破膜、早产的重要原因。

为了宝宝和老婆的健康，你做好准备了吗？

关心妻子的情绪变化

有不少丈夫吐槽，怀孕前脾气挺好的妻子，怀孕后突然变成"事儿妈"，情绪常常大起大落。这是怀孕期间体内激素变化所造成的。对于一个没有经验的女性来讲，她即将成为妈妈，这种身份的改变让她感到喜忧参半，因此她常常会莫名其妙地伤心、烦躁、发怒。作为丈夫，要对妻子体贴入微，细致观察其心情的波动，给予她及时的安慰、照顾和谅解，为妻子提供良好的家庭环境。

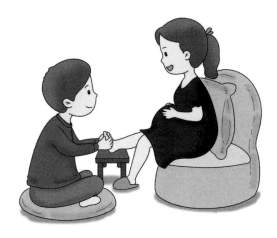

老公多关爱怀孕的妻子

细致入微，关心产检结果

孕期产检是琐碎而漫长的，除基础体检之外，每次的产检在不同时期还有不同的检查内容，这些内容对母子双方的健康甚至生命安全都是至关重要的。作为丈夫，要提前了解产检内容，并提示妻子及时进行下一次产检，同时关心每一次产检的结果，为宝宝和妻子的健康保驾护航。

为分娩做准备

进入孕晚期，丈夫应帮助妻子准备好住院分娩所需要的钱物，并准备好月子里的各项事宜，让妻子无忧无虑、全身心地去孕育和分娩，不为杂事分心。

加强育儿知识储备

在空闲时间，丈夫还应努力学习，加强自己在养育宝宝方面的知识储备。培育孩子的路很长，一个学习型的爸爸才是合格的爸爸。

孕妇可以坐飞机吗

孕妇能不能坐飞机？这是不少孕妇担心的事。也有不少孕妇跟我抱怨，自从怀孕后，想飞的权利就被"没收"了。为此，我特地请教了航空公司的专业人员，并就医学方面的一些相关问题做了梳理，给纠结中的孕妈妈作为参考。

航空公司的要求

● 怀孕不足32周的孕妇，可以按照一般乘客乘坐飞机，但需要带好孕产期证明，以证明自己是在孕32周之内；

● 不足32周的孕妇，如果医生提醒不许乘坐飞机，航空公司一般不予接受；

● 怀孕超过32周，但不足36周的孕妇，乘坐飞机时应主动提供医生的诊断证明，内容包括旅客的姓名、年龄、怀孕时间、预产期、航程和日期，是否适合乘机的说明，以及在飞机上是否需要特殊照料。医生的诊断证明需在乘机前72小时以内填写，一式两份，经县级和含县级以上的医院盖章和该医院的医生签字，方能生效。否则，航空公司有权拒绝孕妇乘坐飞机。

● 怀孕超过36周、预产期在4周以内，或者预产期不能确定但已知为多胎分娩，或者预计有分娩并发症者，航空公司不予接受乘坐飞机。

医生的忠言

孕早期

孕12周以前属于易流产期，尤其是伴有少量出血和怀疑先兆流产的孕妇，在此期间最好不要长时间外出。因为乘坐飞机时，如果在飞机上出现流产或者其他意外，飞机上能做的就是呼叫乘客中的医生，后果如何将非常难以预料。毕竟飞机上不会配备医务室和专业的医生、护士。此外，因为受飞机起降时气压差、超重与失重以及遭遇高空气流时飞机颠簸的影响，容易诱发孕妇恶心、呕吐。在空中，这些困难比地面难解决得多，孕妇的风险也增加很多。因此，通常不建议孕早期的孕妈妈乘坐飞机。

孕中期

在这个阶段，孕吐的现象已经过去，孕妇正值精力旺盛之时，而且流产的风险也很低，孕妇可以和老公一起尽情地放松，好好享受生活。孕妇还可以充分享受没有宝宝的旅行——没有儿童安全座椅、没有婴儿车、没有尿布、没有玩具的拖累。享受属于你们不多的二人世界的时间吧，享受大自然的风光、各地的美食以及"有所顾忌"的性生活。如果你有钱有闲，医生也没有提示有任何需要在家静养的并发症，就出去旅行吧。

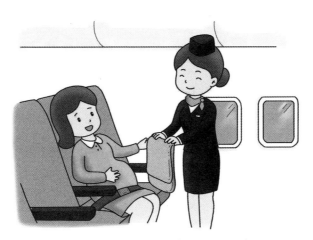

孕妇坐飞机

在飞机漫长的旅途中，孕妇必须长时间坐着，可能会导致双腿及脚踝部肿胀，甚至腿抽筋。因此，在飞机平稳飞行的过程中，可以站起来做一下原位运动或者稍微溜达一下，使血液循环保持通畅。但是由于飞机会随时震荡，空乘人员未必会同意，那就在座位上伸腿、钩脚，上举双臂，双手交叉互动，以促进血液循环。在途中，孕妈妈还要注意多喝水，适当吃点儿零食，以补充能量。不要在空中干燥的情况下，让自己和宝宝缺水或短缺营养。

另外，在登机前，记得提醒工作人员尽量帮你选择靠近过道的位置，以方便起身活动，毕竟这段特殊时间上卫生间比较频繁。在穿着方面以舒适为主，注重保暖，靠椅背后放个小枕头，以缓冲飞行过程中带来的颠簸。飞机上的安全带要系在腹部以下、大腿根以上，不要紧勒在腹部。

如果在飞行过程中，身体出现突发情况，比如腹痛、阴道出血、阴道排出水样液体（羊膜破裂）等，要及时通知乘务员，不要自己硬挺，以免带来不可挽回的伤害。

旅途中的其他担心

● 安检时的X射线会影响胎儿吗？

一般来说，安检门和手持式仪器是通过感应电流检测，对孕妇基本无害。而行李检测仪则是一种特殊的X光机，只要不离得太近，一般不会对胎儿产生影响。

● 乘坐飞机时氧气不足会影响胎儿健康吗？

飞机在起飞和降落时，机舱压力会有所改变；高空飞行时，氧气浓度和空气湿度均较陆地上低。有人担心这些情况会给胎儿造成不良影响，其实只要孕妇符合乘坐飞机的要求，身体状况良好，通过深呼吸是可以调节过来的，能为胎儿提供足够的氧气。

蒋大夫答疑

孕妇可以乘坐飞机吗

Q 十一国庆长假马上来了，准妈妈们也想和大家一起出去玩儿。我不确定自己的身体状况是否可以乘坐飞机，航空公司允许孕妇乘坐飞机吗？

A 可以确定的是，目前大多数航空公司允许孕36周以下的孕妇乘机，但是需要医生开具孕周证明。一些航空公司要求乘坐国际航线的孕妇旅客的孕周更小。某些特定航线有特殊要求，孕妇乘机前最好主动与航空公司联系确认一下。

有产科并发症或内外科合并症的孕妇，要慎重乘机出行。飞机上没有随机医生和设备，一旦有问题，会难以处理。凡自己感觉不适，比如有早孕期先兆流产、不明原因的阴道出血、妊娠期高血压疾病等，或者体质比较虚弱的孕妇，都请慎重出行。在计划行程时，还应充分考虑自己的身体能否适应飞行的时间。各方面做好充分准备，才能享受快乐的旅程。

第 5 课

如何应对孕期常见疾病

如何预防和治疗流感

流感是由流感病毒引起的急性呼吸道传染病，呈季节性流行。怀孕是女性一个特殊的生理阶段，外表看起来体形壮硕的孕妇，其实身体素质有点儿"草"。原来，为了保护胚胎不流产，孕妇的机体已悄悄把免疫系统做了调低处理，在整个孕期，它处于相对抑制的状态，所以在这个阶段，人体免疫系统是相对低作为的。因此，孕产妇对流感普遍易感，而且比正常人更容易罹患重症流感，这就不难理解了。

孕妇患重症流感后，抵抗力会变得非常弱，其他病原体或条件致病菌会趁机起哄，造成混合感染，可能引起肺炎、脑炎、脑膜炎、急性坏死性脑病、脊髓炎等，发生心脏损伤、急性肾功能衰竭、脓毒性休克、多脏器功能障碍等严重后果。故患重症流感的妊娠期女性，病死率显著高于非妊娠期育龄女性。

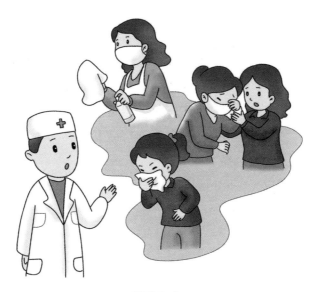

预防流感

　　因此，女性在备孕阶段就需要接种流感疫苗。在孕期的流感季节，也应接种流感疫苗。孕妇一旦得了流感，必须进行及时治疗，在此推荐三种神经氨酸酶抑制剂（NAI）药物：奥司他韦、扎那米韦和帕拉米韦。

　　目前的流感疫苗为三价或四价。三价疫苗包含2个甲型流感病毒抗原和1个乙型流感病毒抗原；四价疫苗包含甲型和乙型流感病毒抗原各2个。在流感季节，处于妊娠期或计划怀孕的女性均应接种流感灭活疫苗。研究表明，接种流感疫苗使实验室确诊的流感发生率降低了50%。即使接种后仍感染流感，也可以减轻症状，还可以降低与流感感染相关的死产、小样儿和早产的风险。

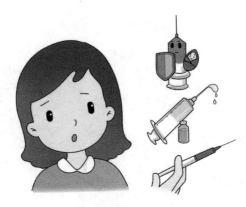

接种流感疫苗

蒋大夫答疑

孕妇可以接种流感疫苗吗

Q 孕妇可以接种流感疫苗吗？

A 回答是肯定的。但是不断有不同的声音传出——接种疫苗的社区医院不给打，产检医生不让打，偷偷打了不敢告诉产检医生……这种糊涂的认识不仅在中国有，一份来自美国疾病控制与预防中心的最新报告称，美国65%的准妈妈尚未接种过百日咳和流感疫苗。百日咳和流感对婴儿都非常危险，通常会导致死亡。由于新生儿的年龄尚小，无法通过直接接种疫苗来形成抗体，因此美国疾病控制与预防中心建议，在怀孕期间应该接种这两种疫苗，这样孕妇的身体产生的抗体会传递给未出生的胎儿，从而有助于保护胎儿免受两种疾病的侵害。此外，美国疾病控制与预防中心还指出，刚分娩的女性患这两种疾病的风险要高得多，常常导致住院。孕妇在孕期接种这两种疫苗是惠及两代人的好事。

■ 孕期感冒能吃药吗 ■

Q 我现在孕19周，在医院住院保胎期间感冒，没有发烧和浑身乏力症状，只是感觉喉咙干痒、咳嗽、憋闷，跟医生说了症状，未做抽血化验，做皮试发现青霉素过敏，打了三天阿奇霉素。现在回家后还是有症状，有轻微的咳嗽，鼻子不透气，感觉有东西堵在喉咙，呼吸道不通畅，喉咙有痰，咳痰呈黄色。请问我这种情况需要吃药吗？吃什么药合适？如果不吃药，坚持多喝热水，会对胎儿健康有影响吗？

A 你好，我的意见是，应该首先查一下有没有相对应的症状和体征，做一个最普通的血液分析化验，看是不是普通的感冒。如果是普通的感冒，没有合并细菌感染，是不需要用抗生素的，因为它是自限性的。也就是说，病毒繁殖几代后毒性减轻，就不再具有危害性了，我们只需要多休息，多喝水，勤开窗通风换气，耐心等待5～7天就会痊愈。在这期间如果病情加重，持续高热或胸闷、咳嗽，应该到医院进一步检查和对症治疗。

孕期得了阴道炎可以治疗吗

怀孕后，孕期激素的变化打破了孕妇阴道的生态平衡，微生物江湖有点儿混乱，病菌容易乘虚而入，如果出现特殊白带状态、异味、瘙痒、灼痛感等，要注意是否患上了阴道炎。阴道炎通常有以下几种。

霉菌性阴道炎——"渣"炎的代言人。感染霉菌性阴道炎后，白带呈白色豆腐渣样，有点儿疼、让你痒，还有点儿小灼热。

细菌性阴道炎——"湿"炎代理者。感染细菌性阴道炎后，阴部常常感觉湿嗒嗒的，不舒服，白带稍有鱼腥臭味。多数没有明显的不适。

滴虫性阴道炎——"臭"炎就是它。感染滴虫性阴道炎后，白带呈黄绿色，有泡沫，且带有臭味，还有外阴瘙痒、灼痛、性交痛以及下腹不适等症状。

那么，孕期发生了阴道炎怎么办？可以治疗吗？可以用药吗？

孕妈妈得了阴道炎，可能对宝宝不利，比如导致胎膜早破、早产、羊膜绒毛膜炎、低体重儿、新生儿鹅口疮等。所以，孕期阴道炎必须治疗，以消除宝宝的安全隐患，规避宝宝的健康风险。

孕期发现阴道炎是可以用药物治疗的，常用的治疗阴道炎的药物，比如克霉唑制剂、甲硝唑、克林霉素等，这些药在医生的指导下阴道局部用药是安全的。

另外，孕中期是可以有性生活的，但建议"啪啪"时戴避孕套，目的不是为了避孕，而是为了不带入病菌，这是一个简单、安全、有效的预防上行感染的措施。

孕期阴道炎

扫码听音频

Q 蒋医生好，我怀孕13周多，这几天白带好像有点儿多，内裤上总是黏黏糊糊的，干了以后还是黄黄的，我是不是得了阴道炎？

A 白带本身就具有多重状态，下面我举几个例子给你看，也许你就明白了。

蛋清样、拉丝的白带。这是典型的排卵期的白带。在月经周期中，排卵期是雌激素分泌的高峰期。这时，宫颈柱状上皮、阴道黏膜、腺体等分泌功能旺盛，所以排卵期的白带量多、透明，呈蛋清样、拉丝。

白色发黄的黏稠白带。这是黄体期白带的样子。排卵期过后，就进入黄体期，孕激素分泌增加，这个时候的白带分泌减少，因而变得黏稠，并混合大量脱落细胞，所以这个时候的白带是白中带黄的。

怀孕后的白带。妊娠期女性虽然停经，但白带不一定少哦。很多孕妈妈平时没有阴道炎，但怀孕之后发现白带增多，颜色比平时颜色深一些，于是特别害怕自己有病，不但担心自己的健康，更怕影响肚子里的宝宝。

那么，如何判断自己是不是得了阴道炎？如上所述，孕妇大多数情况下的阴道分泌物增多都属于正常现象，只有白带增多同时伴有异味或瘙痒时，才可能是生殖道感染——阴道炎。这时，就需要去看医生。即便得了阴道炎也不要紧张，只要明确诊断治疗，是没有困难的。

传染病暴发期间怀孕，怎么办

● 无须因疫情而盲目惶恐，一旦发现怀孕，要放松心情，积极面对。

● 注意怀孕时的特殊状况，如有阴道出血和腹痛的症状，可以先适当休息和居家观察。如症状无改善，或者阴道出血量增加，应及时到医院检查，以排除宫外孕。可选择在停经45天左右，到医院进行超声检查，以明确是否怀孕。

● 如果确诊宫内孕，而且没有不良症状，就不必为证实胚胎的正常与否反复抽血和超声检查，以减少去医院的机会。

● 若确诊胚胎停育或先兆流产，应就近选择医院就诊。胎停时间越久，行清宫术的风险越大，故不可拖延，以免病情复杂、加重。

● 如在早孕期间发生持续高热、疑似或确诊病毒感染，应及时到定点医疗机构进行集中救治，并在医生的建议下决定是否继续妊娠。

● 目前大多数抗病毒药物在妊娠期用药是相对安全的，但孕期用药牵涉问题复杂，故不要自行服药，而应在医生指导下用药。

在疫情期间，不管是怀孕还是备孕，我们都应该从容面对。

孕期面瘫

曾有一名男士向我咨询，说自己处于孕期的太太因为坐车时吹到冷风，左侧脸部感觉不舒服，眼睛也合不起来，问我她这是怎么了。

根据我的经验，这位孕妇可能是患了面神经麻痹，俗称面瘫。因为在怀孕期间很多药物和治疗方法不能充分应用，所以发生这种病后处理起来比较麻烦。

原因不明的面瘫多数是贝尔面瘫，特指临床上不能肯定病因的，不伴有其他特征或症状的单纯性、周围性面神经麻痹。这种病发病突然，发病前一般无先兆症状，常在晨起时、着凉后发现有面瘫症状，多为单侧发生，也可见双侧发生。

发生面瘫的原因

关于发生面瘫的原因，有以下几个线索可供参考。

第一，病毒感染说。可能与以下病毒有关：带状疱疹病毒、I型单纯疱疹病毒、巨细胞病毒、EB病毒、柯萨奇病毒、人类免疫缺陷病毒等。建议在怀孕前积极接种疫苗。

此外，在流行病高发的冬末初春季节，准妈妈尽量不要到人多的地方和空气不流通的地方去，像大型超市、火车站、地铁、飞机场、酒吧、歌舞厅等。在办公室也要尽量躲开中央空调的出风口。

第二，血运障碍说。由于外部环境因素，如睡着后被凉风吹袭，引起面部供血小动脉痉挛，继而造成神经缺血、水肿。组织水肿又使血管受压，导致缺血进一步加重，压迫神经，周而复始发生较严重的神经损伤，继而发生面瘫。这位咨询的男士的太太正是经历了这个过程。因此，孕妇要注意保暖，避免被冷风直接吹到。尤其是在睡觉的时候，要注意避开冷空气流通量比较大的地方。

第三，免疫说。这种说法认为，面瘫是由于机体免疫力降低所致。因部分患者是在受冻和疲劳后发生面瘫，因此推测该病可能与免疫力有关。糖尿病患者及妊娠期女性的机体免疫力下降，因此更容易患此疾病。

另一种观点是自体免疫学说。临床很多的病例证实，应用激素治疗面瘫是有效的，但部分患者有反复发作趋向。因为面瘫有病毒感染前驱症状等自体免疫病常见的特点，所以有学者认为该病和自体免疫反应有关系。按照这种说法，孕妇因为免疫力降低，确实属于面瘫易患人群。

第四，遗传说。部分患者有面瘫家族史。早在1974年，国外有医生发现，一个大家族在40年间竟然有29人罹患面瘫，这个案例提示，面瘫可能有家族遗传倾向性。

第五，身心应激说。该说法认为，孕期面瘫可能是由孕妇的紧张情绪造成的。从该观点来看，家庭和社会要尽可能给孕妇营造良好的生活和工作条件，让她能静下心来享受孕育的快乐，心平气和地度过孕产期。当然，这也是惠及两代人的事情。

遭遇面瘫如何处理

由于妊娠合并面瘫疾病跨界妇产科和内外科、五官科，而且预后与病情的严重程度、治疗是否及时和恰当等有直接关系，所以一旦发生这种问题，请立即去相关科室就诊。妇产科医生也应该全程参与到诊断和治疗中，除了配合其他专业治疗之外，还要及时处理可能出现的妇产科问题，比如流产、胎儿宫内发育异常等情况。各专业医生联合制订出综合治疗方案，才能让患者得到最及时的诊断和最佳的治疗。

面瘫患者预后如何

面瘫病人中，大约有85%预后良好。当然，治疗结果与病情的严重程度、治疗是否及时和恰当，以及患者的年龄等因素都有关系。多数患者可在2～3个月内完全恢复。症状轻者可无神经变性，2～3周即开始恢复，1～2个月即可恢复正常。有神经变性者，常需36个月才能恢复正常，这类患者是否进行面肌功能训练，对预后影响很大。需要提醒的是，这种功能训练一定要在专业医生的指导下进行，才能保证安全可靠，有些"自学成才"的按摩手法，不仅没效果，还会适得其反。

孕期仰卧综合征

我曾在网上接受过一次咨询，咨询者名叫小丽，她向我讲述了自己生宝宝的难忘经历。她刚进待产室的时候，宝宝的胎心是正常的，过了一会儿，医生突然跑出来说宝宝胎心不好了，医生正在纠正，如果纠正以后胎心还不好，可能就要改剖宫产。医生紧张地说完，立刻就进产房了。又过了一会儿，一个小护士出来说胎心已经好了，警报解除，继续待产，刚刚只是发生了仰卧综合征。

小丽问我："蒋医生，到底什么是仰卧综合征？它能这么快地影响胎心，但过一会儿又好了，这到底是怎么回事？"

什么是仰卧综合征

什么是仰卧综合征？这要从一个历史故事谈起。

那是1950年9月，一位足月经产妇因急性右下腹痛，到得克萨斯大学的帕克兰德医院急诊室就诊。当孕妇平躺在检查床上时，面色苍白、浑身虚汗，血压下降到0，心率变为160次/分钟。医生吓坏了，以为发生了子宫破裂，急诊开刀探查。结果发现子宫没有破裂，母亲和胎儿均正常。那是什么原因导致这个孕妇术前的休克症状呢？几天以后，又一个孕妇急诊入院，平躺时也出现了休克症状，血压降为65/40mmHg。但当这个孕妇换成侧卧位时，奇迹出现了，她的休克症状竟然消失了，血压也回升到正常水平。医生很奇怪，要求这个孕妇再一次平躺几分钟，结果她的血压又降到60/35mmHg。孕妇拒绝继续平躺，血压又恢复了正常。

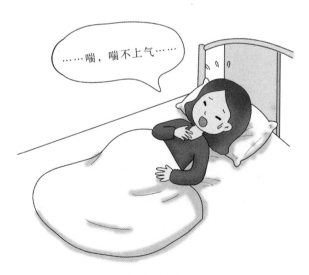

仰卧综合征

在这次事件之后，人们首次见到"仰卧位低血压综合征"这个名称。经研究发现，有11.2%的足月孕妇会出现仰卧位低血压综合征，研究者注意到，休克症状在孕妇仰卧3～7分钟后发生。

当足月孕妇平躺时，巨大的子宫会压迫隐藏在腹后壁腹膜后的下腔静脉，导致静脉血液回流到右心房的过程受阻，致使心输出量降低，引起低血压发生，从而出现恶心、呕吐、胸腹不适或疼痛、手脚麻木、视力障碍、耳鸣、头痛、头晕、烦躁、晕厥等症状；还有的会出现面色苍白或青紫、皮肤潮湿、出虚汗、肌肉纤颤、打哈欠、呼吸过度或困难、血压下降、心率增快或减慢等现象。严重者可出现大小便失禁、惊厥及意识丧失。此时，患者如屈膝抱腿，或者改成侧卧位，并进行深呼吸，以上症状很快就能得到缓解。随着血压的恢复，胎心也神奇地恢复了正常，就像开了一个猝不及防的玩笑。但如果我们不懂这些，没有进行及时的纠正，后果将是非常严重的。

原来惹祸的竟然是那个巨大的子宫。一旦孕妇发生仰卧综合征，医生的处理方法是：垫高右胯，使骨盆左倾15°～30°，以缓解症状，如果倾斜30°～45°，则更为有效。如果孕妇在家中发生以上不适，也可以尝试此方法进行缓解。

臀位外倒转术

多年来，当臀位可以作为剖宫产指征之后，臀位剖宫产率呈直线上升。中国剖宫产率居高不下，引起我国产科质量管理部门和产科医生的高度重视。在此背景下，一个近乎灭绝的古老技术——臀位外倒转术得以重生，使用该技术促成自然分娩的成功率较高。

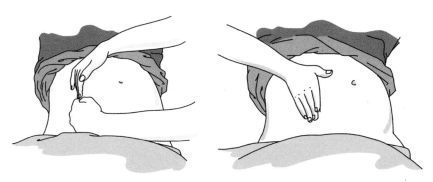

臀位外倒转术

臀位外倒转术是一项非常专业的医疗措施，需要一定的医学指征：单胎，胎膜未破，无子宫畸形，无子宫肌瘤，无头盆不称和其他阴道分娩禁忌证；无胎儿宫内窘迫，无胎盘早剥和胎盘位置、形状异常，无明显羊水过多或过少，胎儿体重适中；无脐带绕颈，无合并内、外科疾病。

臀位外倒转术可在孕32～38周进行，有说最好36～38周进行，以防一旦出现意外，即使进行剖宫产也不担心胎儿的胎龄太小。在手术前需要使用子宫松弛药物，使子宫壁松弛，以便于手术成功。

手术在B超监测下由医生进行。手术之后，要听胎心或进行胎心监护，用B超检查新的胎儿位置。胎头两侧用两个布卷固定，然后用腹带包裹，以避免胎儿再度自行回复到臀位。

术后要进行以下处理：做超声检查，检测胎心、胎盘是否正常；对胎儿进行电子监护；观察有无阴道流液、宫缩情况；一周后复查超声，了解有无胎位回复现象。

臀位外倒转术是一种高度专业的产科技术，有一定的医疗风险。在操作过程中一旦出现异常情况，需要及时处理，包括及时进行剖宫产以终止妊娠，千万不要在家自行操作，以免给母子带来生命危险。

孕期乙肝

孕期查出乙肝怎么办

目前在我国，母婴传播是乙肝病毒（HBV）感染最主要的传播途径。成人感染乙肝病毒后，有96%的可能会自愈。新生儿感染乙肝病毒之后，有90%以上会成为慢性感染者，将终生携带乙肝病毒。乙肝病毒的母婴传播也是家族聚集性HBV感染的主要原因。在母婴传播聚集性家族中，感染的孩子患肝硬化、肝癌的风险显著升高，而且发病年龄逐代提前。

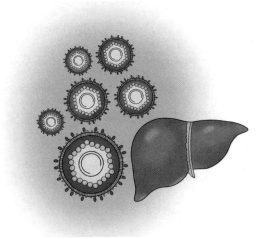

乙肝病毒

如果能有效阻断母婴传播，可显著降低乙肝的流行率，使我国少发生新的乙肝感染者。这就是大力推广乙肝病毒母婴阻断措施的原因。

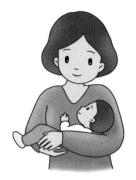

HBV 母婴传播

在乙型肝炎疫苗广泛接种之前，我国HBV母婴传播率约为50%，大三阳的孕妇自然传播率高达72%~91%。新生儿接受乙型肝炎疫苗联合乙型肝炎免疫球蛋白后，母婴传播率降至6%，但是在高病毒载量孕妇母婴传播中仍高达11%。这些问题都让医生分外着急，他们想尽办法来解决这个问题。

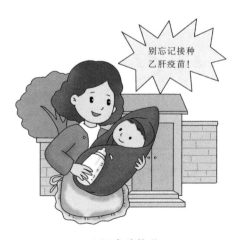

别忘记接种
乙肝疫苗！

乙肝疫苗接种

2019年7月~2020年5月，中华医学会感染病分会和中华医学会妇产科分会先后发布了《中国乙型肝炎病毒母婴传播防治指南》和《乙型肝炎病毒传播预防临床指南》。这充分说明了我国医务工作者对乙肝防治的重视和实践，对规范HBV防治措施、提高我国HBV母婴传播预防水平起到了重要作用。

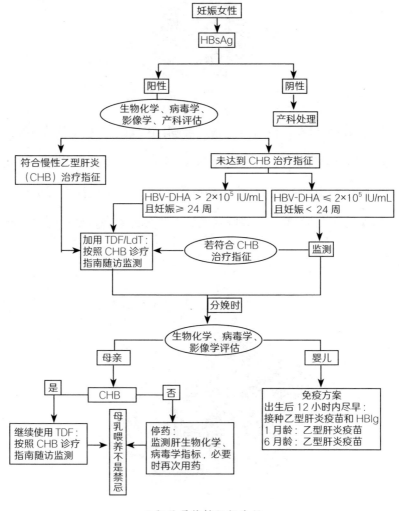

乙肝母婴传播阻断流程

表 3　HBV 感染女性常见情况的妊娠建议

谷丙转氨酶（ALT）水平	肝纤维化	肝硬化	妊娠建议
正常	无	无	定期复查肝功能正常者，正常妊娠。
升高	无	无	暂时避孕。采用休息等保守治疗（不用抗病毒药）恢复正常且稳定 3 个月以上者，正常妊娠。经保守治疗 3 个月仍异常，或正常后反复出现异常者，需抗病毒治疗，首选替诺福韦酯。
正常	有	无	可妊娠，但妊娠期需要抗病毒治疗，产后继续抗病毒治疗。
升高	有	无	暂时避孕。首先进行抗病毒治疗，首选替诺福韦酯，肝功能正常 3 个月后可妊娠；妊娠期、产后继续抗病毒治疗。
正常	—	早期	一般不建议妊娠，强烈要求生育者，总体情况较好条件下（白蛋白 > 35g/L、血小板 > 100×10^9/L 等），同时请肝病科会诊，再决定是否妊娠。妊娠期、产后继续抗病毒治疗（首选替诺福韦酯），产后继续服药。
升高	—	早期	必须避孕，进行抗病毒（首选替诺福韦酯）等综合治疗。强烈要求生育者，肝功能恢复正常且稳定 3 个月以上，总体情况较好的条件下，可考虑妊娠，同时妊娠期和产后继续服抗病毒药物。
—	—	晚期	禁止妊娠。肝硬化失代偿期，如脾功能亢进、食道和（或）胃底静脉曲张，或有肝性脑病、肝硬化腹水、消化道出血等病史者，禁止妊娠。肝癌患者禁止妊娠。

乙肝妈妈生的孩子一定会被传染乙肝吗

可以肯定地说，目前乙肝病毒母婴阻断技术可以让乙肝妈妈有接近100%的阻断率。乙肝妈妈生的孩子，应在出生12小时内尽早完成乙型肝炎疫苗和乙型肝炎免疫球蛋白联合免疫，并在1月龄和6月龄时分别接种第2针和第3针疫苗；若所生早产儿或低体重儿生命体征稳定，则在出生12小时内尽早完成联合免疫，满1月龄后再按0-1-6月程序接种3针疫苗；若新生儿生命体征不稳定，应在生命体征平稳后，尽早接种第1针疫苗。

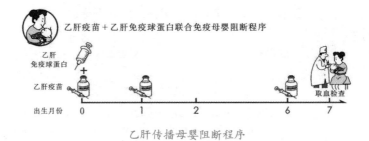

乙肝传播母婴阻断程序

母亲高病毒载量与HBV母婴传播密切相关，对于HBV-DNA＞ 2×10^5 IU/mL的孕妇，建议在妊娠24～28周开始服用抗病毒药物，以阻断母婴传播。28周以后，首次就诊的高病毒载量孕妇，在签署知情同意书后，也可以立即开始抗病毒治疗。对于1×10^4IU/mL≤HBV-DNA≤2×10^5 IU/mL的情况，有HBV感染家族史、一胎感染史者的孕妇，如已决定抗病毒，建议不晚于孕28周启动抗病毒治疗。

蒋大夫答疑

▍乙肝妈妈可以母乳喂养吗

Q 乙肝妈妈生的宝宝可以母乳喂养吗？

A 只要做到以下几点，乙肝妈妈生的宝宝也可以进行母乳喂养。

● 妈妈接受联合乙肝免疫球蛋白和乙肝疫苗免疫后，可以母乳喂养；

● 进行抗病毒治疗的妈妈，产后如需继续应用替诺福韦酯抗病毒治疗，也不影响母乳喂养。

▍丈夫患有乙肝，如何不传染给妻子和宝宝

Q 我有乙肝大三阳，我妻子现在怀孕了，检查发现她有乙肝抗体，我不

想传染给她和未来的孩子。怎样才能避免她和孩子被传染？我应该怎么做？

A 夫妻双方之间可以传染乙肝，因为性传播是乙肝传播一个重要的方式。最好的预防方法是在夫妻性生活前7个月进行乙肝疫苗的接种，只要产生了足够的抗体，就安全了。如果没有接种，用避孕套也是预防感染的可靠方法，但是后者对生育是绝对不利的。所以，还是积极进行乙肝疫苗的接种，注意选中时机，是在第一次性生活前7个月接种。

乙肝患者能否生育

Q 什么样的乙肝患者不能生育？

A 失代偿性肝硬化不适宜生育。孕前肝功能异常需要进行检查治疗，待治疗有明显好转，肝功能正常后再怀孕生子。但是，达到这个目标是不容易的。

乙肝患者能做试管婴儿吗

Q 乙肝患者能做试管婴儿吗？

A 可以的。与双方均为乙肝的不孕症夫妇进行辅助生殖相比较，慢性HBV感染者的不孕症夫妇，仅受精率偏低，两者的卵裂率、优质胚胎率、种植率、胚胎着床率、临床妊娠率及流产率等几项主要指标均无统计学意义的差别。因此，慢性HBV感染的不孕症女性，可正常进行辅助生殖，其中包括试管婴儿。

乙肝孕妇一定要剖宫产吗

Q 乙肝孕妇一定要剖宫产吗？

A 不一定。乙肝妈妈没有必要因为乙肝病毒感染而进行剖宫产，和其他孕妇一样，只需参考产科指标决定是否需要剖宫产。

■ 什么时候可以确定乙肝母婴阻断成功

Q 什么时候可以确定乙肝母婴阻断成功？

A 乙肝病毒的母婴传播率检测结果和检测标本、时间有关，也和诊断标准的不一致产生的差异有关。目前，《中国乙型肝炎病毒母婴阻断指南（2019）》将婴儿6月龄或7月龄乙肝表面抗原（HBsAg）和（或）HBV—DNA阳性作为发生母婴传播的标准。为什么要这样做？这是因为我们在临床上发现，宝宝出生24小时内静脉血或脐带血HBsAg和（或）HBV—DNA阳性率显著高于6月龄、7月龄或12月龄静脉血检测结果，这可能是母血污染导致的假阳性，或者是生孩子时胎盘剥离造成新生儿体内短暂病毒血症所致。所以，出生时的HBsAg和（或）HBV—DNA阳性可能是假的，并不能说明发生了母婴传播。

《中国乙型肝炎病毒母婴阻断指南（2019）》建议，在完成免疫计划后，随访确定是否发生母婴传播。如果宝宝超过12月龄首次就诊检测HBsAg和（或）HBV—DNA阳性，也应诊断发生了母婴传播。如果没有发现以上问题，可以确定阻断成功，此时你们可以举家欢庆了。

■ 孕期发生肝功能异常该怎么办

Q 乙肝准妈妈在孕期发生肝功能异常该怎么办？

A 大约有10%感染乙肝的准妈妈，会在妊娠期出现肝功能异常改变。绝大部分仅表现为轻度的ALT升高。对于HBV—DNA$<2 \times 10^5$ IU/mL、ALT正常或仅轻度异常（ALT$<2 \times$ULN）、无肝硬化表现的孕妇，基于现有研究，建议暂不处理，随访观察即可。ALT轻度异常的慢性HBV感染者，仍有疾病进展风险，近年来倾向于放宽其抗病毒指征，但孕期此类人群抗病毒指征是否扩大，需要更多证据支持。

当$2 \times$ULN$\leqslant$ALT$<5 \times$ULN时，应密切观察。如果出现ALT持续升高，

抑或ALT≥5×ULN时，排除其他可能导致ALT升高的因素后，综合其他检测指标，提示处于肝炎活动期，建议符合CHB抗病毒治疗指征者，采用替诺福韦酯抗病毒治疗，按照慢性乙型肝炎指南随访和监测。对于重度肝纤维化、肝硬化的孕妇，无论ALT水平如何，均应进行抗病毒治疗。

■ 乙肝孕妇可以做羊水穿刺吗

Q　乙肝准妈妈血液里的病毒量高，可以做羊水穿刺吗？

A　HBV—DNA<1×10⁶ IU/mL时，进行羊膜腔穿刺术不增加母婴传播风险；而HBeA g呈阳性、HBV—DNA≥1×10⁶ IU/mL时，孕妇若进行羊膜腔穿刺术，母婴传播的风险将增加3.41～9.54倍。2018 年，美国肝病研究学会慢性乙型肝炎防治指南也提出，羊膜腔穿刺术可能会增加HBV—DNA≥1×10⁶IU/mL的孕妇母婴传播的风险。对于 HBV—DNA低水平复制孕妇，在签署知情同意书后，可考虑行羊膜腔穿刺术；对于高病毒载量孕妇，为诊断胎儿染色体病及遗传性疾病，妇产科医师评估后若获益显著，也可考虑进行羊膜腔穿刺术。

妊娠期糖尿病和妊娠期高血压

妊娠期糖尿病小知识

● 我国妊娠期糖尿病发病率为17%，比例较高，因此每一个孕妇都应进行糖尿病筛查；

● 患妊娠期糖尿病的女性，在产后10年内发生Ⅱ型糖尿病的比例达70%；

● 患妊娠期糖尿病的女性，产后发生代谢综合征（高血糖、高血脂、高尿酸血症）的风险是正常人的4倍。所以，在产后应该积极锻炼，进行正规体检，避免成为"三高"女人。

● 90%的妊娠期糖尿病可以通过饮食和运动把血糖控制在正常范围，10%的妊娠期糖尿病可能需要用胰岛素才能把血糖控制在正常范围。

● 患妊娠期糖尿病的孕妇，生的宝宝成年后发生肥胖、糖尿病的风险也大大增加。所以，为了宝宝和自身的健康，孕妈妈在孕期要好好控制血糖，不要成为"糖妹"。

● 患妊娠期糖尿病的孕妇，若血糖能控制到正常范围，预后与正常人接近。所以，当发生妊娠期糖尿病时，一定要积极治疗，控制好自己的血糖。

妊娠期高血压小知识

妊娠期高血压的标准是什么？妊娠期和非妊娠期血压的标准是一样的，以140/90毫米汞柱作为正常值的上限。在孕期，血压超过150/100毫米汞柱，就需要用降压药甚至住院治疗。

那么，妊娠期高血压有什么感觉？

● 孕期血压升高时，孕妈妈会出现失眠、迟钝、头晕、头痛等症状，这些信号都是在提醒孕妈妈需要到医院进行体检、测血压、化验小便，发现问题及时治疗。

● 出现水肿，通常从脚开始，逐渐向上蔓延。如果用手指在脚踝或小腿正前面骨头处轻轻下压，会出现小坑，称为指陷性水肿，是发生水肿的标志。千万不要把水肿当成变胖，把二者混为一谈。

● 出现低蛋白血症。妊娠期高血压会影响肾脏功能，使孕妇体内血浆白蛋白丢失过多，导致肢体或面部出现浮肿现象，严重时孕妇可能在平躺休息时出现喘不过气和腹胀的感觉。

● 出现胎盘早剥。由于血压不稳，不仅孕妈妈容易发生心脑血管疾病，胎盘的血管也可能发生破裂。胎盘血管破裂后，血液和血凝块使胎盘与子宫壁剥离，称为胎盘早剥，这无论对妈妈还是对宝宝来说，都是一场可怕的经历！

传染病暴发期，孕妇如何做好防护

2019年12月，新型冠状病毒肺炎疫情暴发。孕产妇如何平安地度过疫情危险期，同时做好孕期保健并及时了解胎儿的安危呢？又如何及时发现异常，并到医院实施医疗干预呢？

孕早期自我保护措施

孕早期是指经B超确认过宫内孕，孕12周以内的时期。

● 孕早期出现少许阴道出血，不必紧张，多数可能是着床性出血，对孕妇和胚胎没有不良影响，不必去医院。但是当出血量大于月经量，腹痛加重时，要及时去医院就医。

● 如有恶心、呕吐等轻度的早孕反应，可在家观察。可以适当减少进食，多喝糖盐水、果汁、牛奶，多休息，不必着急去医院。如果呕吐加重、频繁，甚至出现头晕眼花、乏力加重、不能进食，应该立刻去医院就医。

● 孕早期到了预约产前检查的日子，如果当地疫情比较严重，孕妇没有特别不适的感觉，可减少检查次数。但是NT检查应在孕11～14周进行，一定要按照约好的时间去医院，错过这个时间后面就没有机会检查了。

切记，出门要戴好口罩。

孕中期自我保护措施

在孕中期，如果没有明显的异常，可以适当减少产检次数，以不错过最重要的产检项目为底线。

● 需要在孕20～24周做一次大畸形筛查；

● 需要在孕24～28周完成一次妊娠期糖尿病筛查；

● 对于妊娠合并内外科疾病的服药治疗，比如妊娠合并乙肝抗病毒治疗期间，需要复查和续药的，可以去一次医院。特别提醒，抗病毒药不能随意停止服用，以免引起不良后果。

孕晚期自我保护措施

● 孕36～37周，B超、胎心监护可以和其他检查合并做，以确定分娩方式，需要去一次医院；

● 以后每周在家测量血压、体重和实时远程胎心监护一次，有不良提示应及时去医院。

产后 42 天复查

产妇

● 如没有不适，可适当推迟产后复查的时间；

● 如有异常情况（如出血淋漓不尽、血性恶露过多、伤口胀痛、腹痛等），应尽快到医院就诊；

● 尽量避免因人员聚集和流动造成的病毒传播；

● 可推迟盆底相关治疗，在家练习凯格尔运动。

新生儿

● 42天宝宝体检可随妈妈产后体检同步推迟；

● 如果宝宝出现发热、腹泻、过敏性疾病等，请及时到儿童专科医院就诊；

● 新生儿出生证明可以延期办理，只要在宝宝出生一年之内，医院都允许办理出生证明。

防护提醒

● 在家监护期间，孕妇居住的房间要保持空气清新，温度适宜。经常开窗通气，同时避免室温过冷或过热。

● 孕妇使用的毛巾、浴巾、餐具、寝具等生活用品，要单独使用，以避免交叉感染。

● 随时保持双手卫生，饭前便后用洗手液或香皂流水洗手，也可使用含酒精成分的免洗洗手液。不确定手部是否清洁时，避免用手接触口、鼻、眼。家里人打喷嚏或者咳嗽时，应用纸巾遮住口鼻。

● 注意保持营养均衡，饮食清淡，避免过度进食，做好体重控制。尽量避免亲朋好友探视，避免与呼吸道感染者以及两周之内去过疫情高发地区的人接触。

● 如果必须到医院去，一定要戴好口罩，严格按照约定时间到场，以减少在候诊室停留的时间。

● 尽量避免前往流行传染病的定点医院，可能的话，转到妇产科专科医院就诊和产检。一来减轻定点医院医护人员的工作量，让他们全力以赴救治重症病人；二来孕产妇也能减少感染机会，最大程度保障母子安全。

Part 3

了解分娩，你可以轻装上阵

如果说孕育是一场没有硝烟的战争，

分娩就是一部盘古开天地的神话。

第 1 课

做好产前准备

扫码听音频

宝宝是怎么出生的

我们在影视作品中经常看到产妇生孩子的场景，通常的画面是一个女人满头大汗，声嘶力竭地吼叫："我不生了……"旁边一群人像啦啦队一样在喊："用力，用力！"然后，随着清脆的婴儿啼哭声，孩子生下来了。生孩子的过程看起来刺激而简单，就一个字"爽"！

但事实上，生孩子是一个漫长的过程，是产妇全身团队作战的结果。在这个过程中，产妇需要信心百倍地在大脑的统一指挥下，全身上下动作协调，一致用力，维护和保持正常的产力，确保产程顺利进展。

那么，孩子到底是怎么生出来的呢？当然是靠力气生出来的，这种力气和其他力气不同，叫产力。在正常的产道和胎儿大小正常的情况下，产力是决定分娩成功与否的决定性因素。所谓产力，包括子宫收缩力（简称宫缩）、腹壁肌和膈肌收缩力（统称腹压）以及肛提肌群的收缩力。

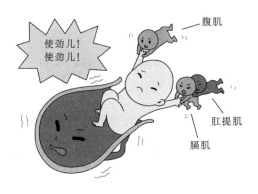

产力的作用

　　第一类力量，也是主流力量——子宫收缩力。子宫收缩力是将宝宝推出妈妈体外最主要的力量。也就是说，胎儿就是靠妈妈的子宫收缩力一点点"挤出来"的。子宫像牙膏管，产力就是挤出牙膏的那只手。产力具有对称性、极性、节律性和缩复作用。正常的宫缩是高度协调的。每一阵宫缩都会从两个宫角发起，向子宫中部逐渐加强和集中，向下形成一股强大的力量。这种力量持续50秒左右，然后收缩攻势暂停，在3～5分钟后再次发起，在宫口开全时，间歇期缩短，仅为1～2分钟。就这样步步紧逼，直到把宝宝逼出子宫体外，分娩成功。

　　第二类力量——腹壁肌和膈肌收缩力。这种压力简称腹压，是胎儿娩出时的重要辅助力量。子宫口开全之后，进入第二产程，这是胎儿即将诞出的关键时刻。此时，胎先露部已降低至阴道，可以看到胎儿的头发，产妇会不由自主地屏气下压。医生会很认真地对产妇说："要像解大便一样用力，加油，加油！宝宝快出来了。"产妇会主动屏气，腹壁肌和膈肌收缩，使腹内压增高，协助宫缩逼胎儿出宫。这种力量一直持续到第三产程，迫使已剥离的胎盘娩出宫腔，减少产后出血的发生。

第三类力量——肛提肌收缩力。肛提肌是盆底肌群的一部分，肛提肌收缩力是一股聪明的力量。说它聪明，是因为它用的是巧劲儿，协助胎先露部在骨产道内进行恰到好处的内旋转，使胎体更适合于从产道通过。没有良好的胎头旋转，只有强大的宫缩力和腹压，就只有蛮力，没有巧力，有可能发生头位难产，胎儿就很难成功分娩，而且有子宫破裂的危险。当胎头继续下降，头枕部露于耻骨弓下时，肛提肌收缩力协助胎头仰伸旋转及娩出。胎儿娩出后，当胎盘剥离，并降至阴道时，肛提肌收缩力还能协助胎盘娩出。因此，孕妇在怀孕期间，甚至在怀孕之前，就要有目的地锻炼肛提肌，使它强壮起来，有助于分娩的顺利进行，避免严重产伤。

这时，有人可能会问：既然产妇那么能干，还要医生、助产士干什么？医生和助产士在做各种帮助和协调产力的工作，包括调节产程，检测和处理不正常的先露下降速度，预防和处理头位难产和产后出血，保护母子安全。

分娩的信号有哪些

不要着急去医院

分享一个网友的产前经过：

早上5点多，我感觉宫缩很明显。坏了，有生产前兆了。我要坚强，不能打扰别人。7点时，老公醒了，他说："你很痛吗？那快去医院啊，还等什么？"我说："等外卖，我叫了8点的早餐，还没到。"老公无语……

终于吃完早餐，我拿上户口本、结婚证、生育证和待产包，出发去医院。到了医院见到医生，我问："医生，我一直宫缩，是不是马上要生了？"医生说："看你一点儿都不痛的表情，不太像要生了。"我解释说："我只是忍痛能力比较高，比较坚强而已。"医生问："你有痛到出汗吗？真的宫缩会汗如雨下。"我再次解释："因为家里开着空调，不太容易出汗，如果关了空调，早就汗如瀑布了。"医生说："那你去做个胎心监护吧，看看宫缩力度。"

我按照医生的要求去做了胎心监护，做完后拿给医生看结果。医生看完说："你基本上没有宫缩。"我指着胎心监护报告单说："看这个波浪线，这不是有吗？"医生："这种小波浪不算，要大波浪才可以。"我一看她给我比画的波浪，好吧，我回家了。

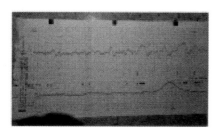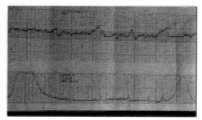

胎心监护图

在医院的急诊科，这种声势浩大的大惊小怪真不少，很多孕妇去了医院又被赶回去，住院早了没有什么好处。

那么，到底什么情况去医院医生才会收？了解分娩的产程经过，你就心中有数了。

从开始出现规律宫缩，到胎儿、胎盘娩出，分为三个产程。

第一产程：宫颈扩张期。从规律的、有足够强度和持续时间的肚子疼开始，到宫口完全扩张，即宫口开全（10cm）为止，一般需要11～22小时。生过宝宝的孕妇，宫口扩张较快，一般需要6～16小时。如果连第一产程还没开始，着什么急呢？

第二产程：胎儿娩出期。从宫口开全到宝宝生出来，生第一胎的孕妇需要40～180分钟；生过宝宝的孕妇，通常几分钟或十几分钟即可解决战斗，但也有长达2小时的。

第三产程：胎盘娩出期。这个过程需要5～15分钟，一般不超过30分钟。

出急诊的医生，经常会遇到一些急吼吼的孕妇，她们生怕自己生在半路上，其实哪有那么容易，宝宝在产道里默默地走完第一产程尚需要十几个小时，够你从家到医院走多少趟的？所以，当肚子疼得有规律，并且10多分钟疼一次时再去医院即可，不必去太早。

不过，当出现以下情况时，建议尽早去医院。

●破水。这时孕妇需要平卧，然后尽快去医院，以免宝宝的脐带跑在宝宝前面生出来，发生脐带脱垂。要知道，脐带脱垂会对宝宝造成毁灭性的灾难。

●有急产史和急产家族史的孕妇，要向医生说明这一情况，以获得早住院的机会，免得真的生在路上。我曾听说有个妈妈，一共生了四个孩子，只有老大是生在医院，其余3个都生在半路上，这其实还是有很大风险的。

临近预产期，什么时候去医院

到现在为止，谁也不清楚发动分娩的动机是什么，所以医生也无法精确预测宝宝什么时候出生。只能参考预产期，在预产期前后宝宝随时都有可能出生。所以，这个阶段的孕妇不要远离自己所在的居住环境，这样一旦发生分娩征兆，能保证及时去医院。

那么，哪些情况表明你需要去医院呢？主要有以下几种情况。

●突然发生肚子痛。肚子一阵一阵地发紧，同时感到有规律的疼痛，而且疼痛频率和程度都逐渐增强。此时你可能临产，请马上到医院去检查吧。

●发生破膜。在临产前发生的破膜，叫胎膜早破，俗称早破膜。早破膜最显著的特点就是羊水流出来。很多人傻傻分不清羊水和尿。主要的区别是，正常的羊水有一股淡淡的你"闻所未闻"的特殊腥味儿，颜色透明或者发白，有混合的块状胎脂，它很任性，产妇不能自主控制流多少；而尿是你早就熟悉的，伴有热骚味道的淡黄液体，可以自主控制。这是个人最简单的辨别方法。当然，医生有他们特殊的办法来辨别，即通过B超检查羊水量，或者用试纸等医学手段进行精准鉴别。

发生早破膜，可能造成脐带脱垂和脐带受压，危及宝宝的生命。但孕妈妈也不要惊慌，要立刻平卧，并将臀部抬高，以防止脐带脱垂和受压。此时，应拎上待产包，尽快跟家人到医院去。足月早破膜通常是即将临产的征兆，破膜时间越长，宝宝被感染的风险就越高，故足月早破膜病人需要尽早终止妊娠。对于无剖宫产指征的孕妈妈，医生会给予积极的引产，尽量避免频繁的阴道检查，以减小细菌上行感染的风险。

●出血突然。发生比普通见红要多的出血，这时候要排除脐血管的位置异常，比如脐血管前置、血管分支前置、胎盘早剥等，这些都是影响孩子生命的大问题。遇到这种情况，要赶快到医院去，不要有任何的耽误。

● 遇到任何你没有见过和不能理解的异常情况，都要及时去医院。

此时宝宝已经完全发育成熟，不要因为自己所不理解的问题和不了解的疾病而影响孩子的生命健康。去医院就是把专业的问题交给专业的人来处理，你和宝宝就安全多了。

蒋大夫答疑

孕 35 周宫缩需要保胎吗

Q 蒋医生，我现在怀二胎35周整，昨晚肚子突然像来例假一样疼，没有出血，也没有破水。由于疼的时间比较长，我去看了急诊，医生检查说宫口开了一点点。半夜有不规则宫缩，已经被收入院。请问这种情况我可以选择保胎至37周吗？

A 怀孕到35周之后，胎儿的肺基本上已经成熟，不太会出现出生后的严重呼吸困难问题。早产儿出生后能否建立有效呼吸，是早产儿能否成活的关键一环。此时，由于胎儿的其他器官功能也已基本成熟，医生通常不会因胎儿成活问题而紧张。所以，你也不必太紧张了。

这里还有一些数据可以帮助你缓解紧张情绪。90%有先兆早产的孕妇，可能不会在7天以内分娩；其中有75%的孕妇会到足月（37周及以后）才分娩。你现在已经住院了，医生会根据你的宫缩情况来选择何时分娩。希望我的解答能多少缓解你的紧张情绪，祝顺利。

生孩子太快，来不及去医院怎么办

自己在家生孩子，没有专业医生、护士、助产士接生，没有无菌条件的产房，会平添许多风险，所以除非万不得已，否则千万不要任性地选择在家分娩。

但如果真的遇到生孩子太快，路途遥远来不及去医院，也不必过分紧张，一定要冷静处理，谨记以下这些急救要点。

可以马上拨打120电话，请求最近的专科医生到场援助或者通过电话指导分娩过程。然后把家里的门打开，以方便医生到来。

如果真的要生，来不及等医生了，也不要慌张。在床上铺上干净的布或床单，用温开水洗净外阴，并用酒精或白酒消毒双手，然后半卧位躺在床上，可适当将臀部垫高，避免胎儿太快出生导致头撞到地。调整自己的呼吸，尽量不要屏气用力。打开手掌，轻轻压住阴道与肛门间，帮助胎头娩出。

当胎头娩出后，用手轻轻下压胎头，帮助前肩娩出，再轻轻上抬胎头，帮助后肩娩出。宝宝出生后，用手从鼻子开始，自上而下挤出宝宝口鼻中的羊水，将宝宝侧卧位放在床上，避免其将残余羊水或者肠道反流物吸入肺中。然后小心地用干净的毛巾擦拭宝宝身体，并用准备好的婴儿包被包裹好宝宝，起到保暖的作用。宝宝产出后，不要急着剪断脐带，可以等医生过来处理。如发生脐带断裂，要先将脐带用橡皮筋或绳子在中间绑紧，避免脐带出血造成宝宝失血。结扎处至少留出距离胎儿腹部5厘米以上的长度，以方便后续到来的医生处理。

宝宝生出来后，通常在5～15分钟之内（不超过30分钟）胎盘会伴随一阵肚子痛（子宫收缩）而娩出。将胎盘放进干净的盆内，医生到场后会检查胎盘是否剥离完整。假如胎盘没有出来，也不用急着拉扯，等医生到场后有更合适的处理办法。

做到这些，你就是超完美的产妇妈妈了。

最后要提醒的是，不管在家生得是否顺利，母子两人均应该跟随医生到医院进行正规的消毒检查，并处理产伤，以防止发生产褥感染。新生儿还需要做脐带消毒、断脐结扎处理，以防止新生儿破伤风和脐残端感染，同时进行相关的预防接种。

二胎妈妈如果第一胎就是急产，就不要等到有宫缩再去医院，早点儿去医院安静地等待分娩会更安全。

如何调节分娩恐惧症

恐惧症的医学定义是，以恐怖症状为主要临床相的一种神经症，属于焦虑症的一种。患者对某些特定的对象产生强烈和不必要的恐惧，伴有回避行为。分娩恐惧是一种类似恐惧症的对分娩的畏惧行为，不一定是真正医学定义的恐惧症。

那么，该如何调节分娩恐惧症？

● 了解自己的身体状况和分娩相关事项，知己知彼方能心中不慌。

经过正规产检的孕妈妈，基本了解自己的身体状况，如有异常情况，会得到医生及时的治疗和纠正，不必过度担心。很多时候，分娩恐惧症是由于缺乏科学知识造成的，孕妈妈通过了解整个分娩过程，不道听途说去增加不必要的心理负担，用科学知识武装头脑，避免出现恐惧心理。

●不过早住院。孕妇住院过早，因为长时间不能分娩，在看到、听到医院病患的各种情况后，不免加重已有的紧迫感和焦虑感，导致精神紧张，产生恐惧。临近预产期的孕妈妈，应该稳定自己的情绪，保持心绪平和，在家安心等待分娩时刻的到来。如果医生没有建议你提前住院的话，就不要提出提前入院的要求。

●转移关注点，别总盯着生孩子的事不放松。分娩前如没有不适，可以正常上班、正常生活。可以适当参加一些运动，比如在亲人陪同下散步等。还可以去帮助宝宝准备出生后的生活用品，安排宝宝未来的生活小环境，这样可以有效分散孕妈妈的注意力。可以多听一些抒情、柔缓的音乐，并跟随音乐的节奏哼唱，持续一段时间后，焦虑恐惧的情绪会明显好转。

●不给产妇施加压力。家里人不去谈论生男生女的问题，避免给即将临产的孕妈妈造成压力。生男生女不重要，宝宝健康，母子平安才是最重要的。

●临产前自我放松法。临产时孕妈妈要保持安静状态，采取灵活的坐立姿势，双目微闭，将注意力集中在自己的呼吸上。用鼻子慢慢吸气，然后用嘴慢慢吐气，在深呼吸的同时，让全身慢慢放松。还可以要求家人或朋友陪伴分娩，在有经验的女性的帮助指导下度过分娩期，能有效缓解焦虑情绪，顺利完成分娩过程。

分娩时遇到男医生怎么办

小吴临近预产期，她有点儿担心，在产房里边不穿衣服，如果有男医生怎么办？要是再遇到男医生接生，岂不是要尴尬死了吗？

其实，这种情况下是有一点儿尴尬的。但是一旦亲临现场，尴尬的场面远没有想象得那么严重。估计进了产房，你就会释然了。

公立医院的产房是一个有限制的公共场合，分娩过程也是团队合作的，很少有独自面对一个异性医生或助产士的机会。再者，分娩的疼痛和紧张很容易使人忘记和生孩子不直接相关的其他一切因素，你最关心的是，不管怎么生，只要尽快生出来就好。私立医院的产房，能提供更多家属陪伴的机会，有老公陪伴的产程，会让你感到更安心一些。

事实上，有很多过来人谈到男医生接生的问题，反而感觉很庆幸。她们说，妇产科的男医生态度更温柔，精力更充沛，技术也非常精湛。男医生的眼界更宽，心胸更广，也更好沟通。如果有突发状况发生，男医生处理得更果断，能够更及时有效地制止孕妇发生危险。

不管男医生、女医生，从心理上和业务上都经过严格的专业训练。在一般人眼里，性器官是性的代表，而在医生的眼里，只有"器官"，没有"性"，因为性器官也只是众多器官中的一种，说得冷酷一点儿，它只是一个解剖学名词而已。繁忙的工作也让医生淡漠了性别意识，让病人摆脱痛苦才是他们一门心思要想的事情。再说，医院也有义务、有规矩、有制度来帮助产妇保护隐私和保守尊严，所以大家不需要紧张。

如果你真的非常不适应有男医生在分娩现场，也不必为难，可以要求换女医生，这种诉求成功率很高，毕竟妇产科还是女医生多，如有空闲的女医生，医院一定会答应的。如果碰巧必须独立面对男性医生，可以要求同性第三者在场，这个第三者可以是同性别的医护人员，也可以是自己的朋友。除非特别紧急的情况下，通常这个要求会得到医院的支持。

蒋大夫答疑

▇ 在产房遇到男助产士怎么办 ▇

Q 在产房遇到男助产士怎么办？

A 有一年国际助产士节，我发祝福帖子，说每一个助产士都是人间圣母，祝她们圣母节快乐。下边马上有人评论，说也有男助产士。说实话，我是有些吃惊的。男助产士真是少之又少，据2016年中国助产联盟发布的消息粗略统计，广州地区医院的男助产士不超过10个。而我真的是孤陋寡闻，直到现在竟然没有见过一个。

其实，即便产房里出现男助产士，也不必尴尬。作为医护人员，面对患者或产妇时，基本是不带性别意识的。面对人的各种器官，医护人员早已习以为常了。不带感情色彩去做工作，这是医护人员最基本的职业素养。他们在学习和工作的过程中，早已过了性别的心理关。

那么，产妇是怎样看待男助产士的？广州的一位男助产士说，拒绝他助产的产妇已经越来越少了，这让他越来越有成就感。在助产过程中，有的产妇怕他尴尬，反而还会来安慰他，给他讲笑话，聊家常。有的产妇甚至更喜欢男助产士，她们说分娩时的疼痛能让她们忘记一切，男助产士温和、力气大、助产技术娴熟，能够让她们迅速、安全地结束分娩。对进了产房的产妇来说，生得快、生得好是求之不得的事情，哪还有工夫管助产士是男是女呢？！

时代进步了，医学也进步了，观念更新了，只要生得好，助产士男女都一样。

第 2 课

自然分娩

自然分娩的好处

临近分娩时，很多孕妈妈都在进行激烈的思想斗争：到底是自然分娩，还是剖宫产？其实，这是一个伪命题。对于生孩子，没有二选一的方法，只有一个方法，那就是自己生。至于剖宫产，那只是生不出来或孕妇有病不能承受自然分娩，或者宝宝胎心不好需要马上生出来时的不得已之选。

分娩本身就是生理过程，分娩应该回归自然。在阴道自然分娩的过程中，胎儿有一种类似于"获能"的过程。自然分娩的婴儿，能从母体获得免疫球蛋白IgG，出生后机体抵抗力增强，不易患传染性疾病。从阴道自然分娩的婴儿，经过主动参与一系列适应性转动，其皮肤及末梢神经的敏感性增强，为日后身心协调发展打下了良好的基础。这些好处都是经过剖宫产出生的婴儿不能获得的。

对于产妇来说，自然分娩也益处多多。经过阴道分娩的产妇，产后感染和大出血等并发症较少，产后体力恢复也更快。此外，阴道自然分娩的产妇，母乳喂养的成功率也更高。

自然分娩的过程与感受

晓红马上要生孩子了，她是第一次当妈妈，听别人说生产是一个极其痛苦的过程，心里直打鼓，她担心："这一关我真的能顺利过去吗？"

对于初产妇来讲，这的确是一场从未经历的艰难历程。除了分娩的艰难漫长之外，还有忐忑不安的心理煎熬。有的分娩经历甚至让人永生难忘。但如果你能提前知道生产的时候会经历什么，并进行适当的演练，提前进行一次心理"脱敏"，我相信你的心里会放松很多，分娩这临门一脚也会踢得老练得多。

下面我们就来了解一下自然分娩的四个步骤。

第一步：战略转移

当你的宫口开大到3cm，就进入第一产程的活跃期，产科病房的护士就把你转交给分娩待产室的助产士。此刻你的心情一定是紧张、恐惧和激动的，尤其是生第一胎的孕妈妈。其实你不必紧张，分娩室里有一支既有技术又热情的助产团队，他们24小时待命，等待着你的到来。

第二步：鏖战坚持与阵地守护

进入产房后你会发现，这里的助产士和病房护士不太一样。助产士们不仅会打针、发药，还善于安慰和指导，甚至会给你喂水喂饭。他们是一边当护士，一边当家属。当然，他们更擅长的是接生。

在分娩室待产期间，助产士会向产妇介绍环境，讲解呼吸技巧，指导坐分娩球及自由体位，定时为你做胎心监护，严密观察产程进展情况。如果有任何疑难问题，都会及时向医生汇报，接受医生的指导或者在医生接生时做助手。当然，更多的情况下是助产士自己动手接生，他们动作娴熟，操作规范，有着经验丰富的"神手"。

有不少医院开展了无痛分娩，麻醉医生会依据产妇需求及评估结果实施药物镇痛分娩，甚至整个待产过程都有优美的音乐相伴。

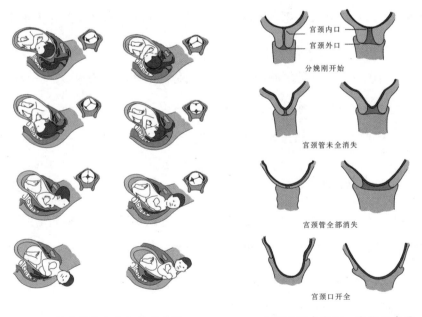

枕左前位分娩机制示意图　　　　分娩过程中宫颈口变化示意图

如果医院允许准爸爸陪伴，那再好不过了。丈夫的陪伴是产妇的强心剂，能给予她满满的关爱和耐心，从心理上缓解产妇的焦虑和疼痛，增加产妇的分娩信心。

第三步：宫口开全，开启临门一脚

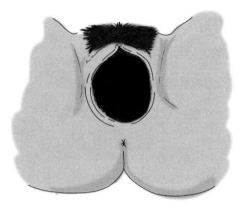

胎头着冠

　　等到产妇宫口开全后，决战时刻就到了。助产士会把产妇从待产室转至分娩室的产床上，并为接生做好准备。

　　此时，准爸爸迎接自己的宝宝，还需要耐心等待40分钟～3小时，甚至更长时间。

第四步：打扫战场和安抚"战斗员"

　　宝宝出生以后，助产士会协助胎盘的娩出，检查胎盘、胎膜是否完整，检查软产道是否有裂伤，同时进行预防产后出血的处理。随后的两个小时内，是产后出血的高危期，要严密观察产妇出血情况。如果产后两个小时无异常，产妇和新生儿就会回到病房。此次分娩才算大功告成。

自然分娩需要提前做好哪些准备

选择自然分娩，无论对孕妇还是对宝宝都是有好处的。对于孕妇而言，自然分娩的孕妇恢复较快，子宫与生殖道的恢复情况更佳，分娩过程风险较小，也更容易下奶。而对于宝宝而言，自然分娩的宝宝免疫力更高，患肺病的概率也较低。

要想自然分娩，需要提前做好哪些准备呢？

● 计划怀孕时，就要提前锻炼，增强体质。

● 定期产检，控制母子体重。产前检查可以及时发现孕期问题，监测胎儿的生长发育情况。一个足月新生儿的理想体重为3200～3300g，超过4000g的新生儿就是医学上的"巨大儿"。"大胖小子"和"九斤姑娘"并不可爱。胎儿越大，生得越难，不仅顺产机会降低，产时并发症更多，母子的风险也会增加不少。所以，怀孕期间要做到均衡营养，注意控制体重，切勿摄入过多的糖类和脂肪。

● 孕期进行适当的运动，强身健体，增加体能。在孕期，孕妇可以根据自己的身体条件，选择普拉提式的侧腔呼吸，使身体深层的肌肉都获得锻炼，有助于加强腹肌和骨盆底部的收缩功能，对孕妇的自然生产很有帮助。还可以进行散步（家属陪同）、瑜伽、孕妇体操等运动。但要注意，孕期不要做俯卧、仰卧运动或上下跳跃的运动。

● 孕妇还可以提前进行会阴体按摩，帮助会阴体肌肉群强大并增强弹性，便于分娩时阴道和会阴扩张。我曾经在新浪微博发布过一个会阴体按摩的视频，大家可以对照视频进行练习，肯定会对你有帮助的。

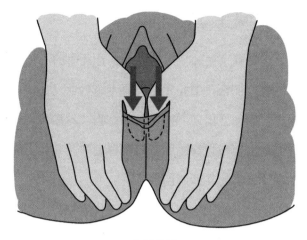

会阴按摩

●分娩前的心理准备。临近分娩，孕妈妈要做好心理准备，要保持良好的心态，克服对分娩的恐惧。孕妈妈可以多阅读科普书籍，了解顺产的益处，坚定顺产的决心。可以学习"拉玛泽呼吸法"，了解无痛分娩的相关知识，在分娩时可以帮助减轻疼痛。

●进入孕后期，可以准备一个待产包。分娩是瓜熟蒂落的过程，是不挑时间的。进入孕39周，分娩可以发生在你料想不到的任何时候，不管白天、晚上。在孕后期，孕妈妈应该准备好产时需要的物品，做一个大礼包，以防宝宝做"不速之客"。待产包里应包含以下物品：产检资料、孕妇联系册、身份证等证件、住院押金（最好是银行卡）、婴儿尿片、长度起码1米的产褥垫、产妇卫生巾或加长夜用型卫生巾、卫生纸、毛巾、水杯、餐具、脸盆等。一旦肚子痛或者破水，拎起待产包就可以去医院了。提前做好这些准备，也会减轻孕妈妈的紧张情绪。

怎么知道自己快生了

怀胎十月，终于到了"卸货"的时间，你此时的心情一定有激动、有盼望，也有紧张。那么，怎样才是快要生的感觉呢？

在分娩前夕，往往会出现一些预示即将临产的症状，我们把它叫作先兆临产。比如，出现不规律的肚子痛，感觉到胎儿在下降，以及出现少量淡血性的黏性分泌物，即所谓的见红。

不规律的肚子痛来源于不规律宫缩，又称假临产。在正式分娩发动之前，子宫肌层的敏感性已经增强，有着一种一触即发的兴奋，可以诱导不规律的宫缩。它的特点是宫缩的频率不定，持续的时间短，间歇时间太长，而且没有规律。此时的宫缩强度没有随时间逐渐增强，而是出现时强时弱的态势。不规律的宫缩常常在夜间出现，清晨消失。因为宫缩力度比较弱，缺乏极性和缩复性，所以不伴有宫颈管的缩短，也没有宫颈管的扩张。如果这时给孕妇打镇静剂，可以抑制宫缩，但如果是真临产，宫缩可没有这么容易被抑制的。

胎儿下降感是指胎儿的先露部分在产道的明显下降，子宫底部也在降低，这时你会感觉到整个腹部有放松的感觉。先露下降可以压迫膀胱，因此尿频的感觉会更明显。

见红多在分娩前24～48小时出现。因为即将分娩，宫颈管内附近的胎膜与子宫颈管壁分离，导致毛细血管破裂，有少量的出血，最终与宫颈管黏液混合，排出阴道的血色黏液即被称为见红，是分娩即将开始比较可靠的征象。如果阴道出血增多，达到或者超过月经量，应该考虑病理性的产前出血，这时要及时到医院就医，常见的原因有胎盘、胎膜早剥，或者是血管前置导致破裂出血。

高度近视的产妇容易发生视网膜脱落吗

网上流传着一种"高度近视的产妇不能顺产"的说法，说产妇分娩过程中会因为用力过大而导致视网膜脱落。生个孩子还能把眼睛生瞎了？这是真的吗？

这种说法有点儿言过其实。高度近视的产妇只有在分娩过程中用力不当，才会有导致视网膜脱落的可能。在分娩过程中，只要听从妇产科医生的指导正确用力，头部不过度向后仰伸，眼内压就不会明显过高，对视网膜不会造成太大影响。所以，医学上并没有高度近视的孕妇不能顺产的说法。但眼科医生提醒，由于孕期长达9个月，难免会经历各种复杂情况，高度近视的产妇在产前需要定期做眼底检查，当发现有任何风险要及早处理，以免出现不良后果。

视网膜脱落在发病初期主要表现为眼前飘浮物、闪光感及幕样黑影遮挡，并逐渐变大。视网膜脱落至黄斑部时，视力会明显减退。产妇的眼睛如果出现以上情况，可能是视网膜脱落的早期症状，应及时到眼科就医，切忌揉眼，因为揉搓眼睛会导致视网膜脱落加速。

第 3 课

剖宫产

剖宫产的前世今生

1610年，西方医学在对死亡孕妇剖宫产进行了多年实践之后，开始尝试在活人身上行剖宫产术。但是，当时的医生只知道切开腹壁和子宫，不懂缝合子宫切口，以致大多数产妇在行剖宫产手术后，不是死于出血就是死于感染，存活不足一半。此时，剖宫产和母亲的死亡是直接相关的。

到了1876年，医生选择在剖宫产的同时，将孕妇的子宫一起切除，以防止子宫大出血和感染，使产妇存活率大大提高了。但是她们永远失去了怀孕的能力，结果仍然是惨痛的。

1882年，医生终于会把产妇的子宫前壁纵行切开，取出胎儿后，再将子宫的切口缝合起来，使得她们以后仍可怀孕。这是剖宫产历史上的一个重要转折，被称为古典式剖宫产。

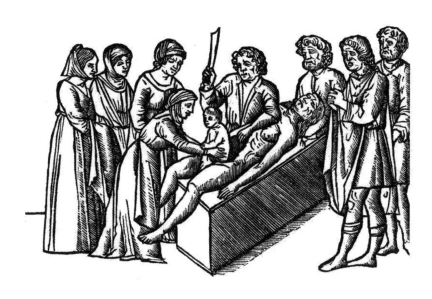

帝王切开术

　　1912年，克罗尼格首次施行子宫下段剖宫产术，对剖宫产术做出了革命性的贡献。

　　可以明确的是，在有些情况下，如在孕妇有合并症（指和怀孕没有因果关系的病症，但可以因怀孕、分娩加重病情）、并发症（指和怀孕有因果关系的病症，病症因怀孕而发生）、急性胎儿宫内窘迫（是指胎儿宫内缺氧引起的危急状态）等情况下，剖宫产是必需的。这些情况在医学上叫作剖宫产适应证。

　　剖宫产成为解决难产和某些产科合并症，挽救产妇和围产儿生命的有效手段。也由此结束了面对难产，传统的接生婆无计可施的状况，有效挽救了产妇和宝宝的生命。剖宫产的诞生，代表了当时外科技术划时代的进展，是一种积极、进步的标志。

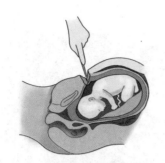

第一步：腹部皮肤和子宫分别切口。

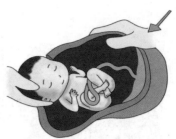

第二步：医生一手进入宫腔，托起胎儿的头部，另一只手在子宫底加压，将胎儿推出。

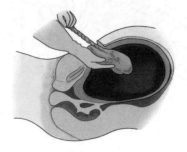

第三步：取出胎盘。

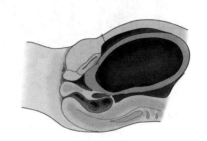

第四步：缝合子宫与皮肤。

剖宫产步骤图

但是，随着手术技术和麻醉安全性的提高，剖宫产这一因挽救产妇和胎儿生命而诞生的现代外科手术，其好处已被过度解读。人们开始认为，开一刀比忍受数十小时的阵痛更舒适，而且更容易。再加上中国人有为孩子的出生挑选特定日期和时间的嗜好，人们慢慢地忽略了剖宫产作为外科手术所带来的必然危险以及婴儿没有经过产道分娩的坏处，导致中国成为世界上剖宫产率最高的国家，近一半（47%）产妇采用剖宫产。这个数据远远超过了世界卫生组织建议的剖宫生产要等于或小于15%的标准。

今天，剖宫产已经成为妨碍自然分娩的障碍，剖宫产引起的手术并发症和对婴儿的影响日益得到人们重视，降低剖宫产率成了所有产科医生肩上的重任和追求的目标。

哪些情况下需要进行剖宫产

　　关于什么情况下进行剖宫产，讲的是剖宫产适应证的问题，需要从两方面来叙述。

由于胎儿方面的原因需要剖宫产

　　●胎儿宫内窘迫。在产程中，当出现急性胎儿宫内窘迫，为了宝宝的安全，需要尽快娩出宝宝。

　　●胎位不正。当胎儿横位或者臀位时，是不利于自然分娩的。尤其是当胎位是横位时，如果强行进行阴道分娩，可能造成严重产伤。有一种没有被重视的横位叫忽略性横位，胎儿可能卡在产妇的盆腔不能出来，造成子宫破裂，影响母子的生命安全。这些情况都必须进行剖宫产，以保证孕妇和胎儿的生命安全。

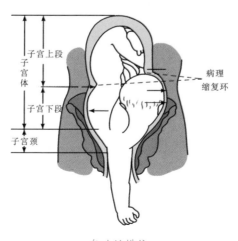

忽略性横位

● 胎儿异常。如胎儿脑积水、胎头太大等，导致胎儿不能正常通过产道，只能通过剖宫产娩出。

● 连体双胎。胎儿以两个轴线并行或者互相垂直连体，无法通过产道，只能进行剖宫产手术。

由于母体方面的原因需要剖宫产

● 产妇感染疾病，比如未经抗病毒治疗的艾滋病等严重疾病。

● 产妇患有严重的内科疾病，导致身体不能承受漫长的分娩过程。

● 产妇下生殖道阻塞，比如，巨大的湿疣和子宫下部比较大的肌瘤阻挡了胎儿下降的通道，造成软产道梗阻。

● 产妇曾经的病史，比如子宫肌瘤手术或子宫肌瘤剔除造成瘢痕子宫，尤其是子宫壁瘢痕愈合不佳和瘢痕憩室，导致这些部位不能承受频繁且大力度的子宫收缩所产生的压力，可能发生子宫破裂等严重的产科并发症。

当然，还有因母体和胎儿双方面造成的剖宫产指征，比如前置胎盘、血管前置、胎盘早剥、头盆不称所致的难产。

当发生以上问题时，为了母子的平安，医生会主动告知产妇及家属进行剖宫产手术来结束本次怀孕，这时产妇要进行积极的配合。如果没有出现以上问题，产妇有任何不适可以及时告知医生，医生只要有空都会给予解答和处理，使产程顺利进展。

蒋大夫答疑

■ B 超估重准确吗

Q　医生您好，我现在孕39周加3天，做B超显示双顶径9.5cm，股骨长7.4cm，头围33cm，腹围40cm，大夫说胎儿有10斤左右，必须剖宫产。我想问一下，头围和腹围为什么会相差这么多，会不会B超有误呢？

A　需要医生进行综合分析。如果胎儿的体重真的是10斤左右，那就需要剖官产，不然有对母子造成严重产伤的风险。

剖宫产会给产妇造成哪些影响

　　剖宫产是孕妇因为母体自身或者胎儿的原因，不能够进行正常的阴道分娩而不得已采取的妊娠手段。希望大家明白的是，自然分娩或者剖宫产，不应该由孕妇来任意选择。我们强调只有满足剖宫产的适应证时才进行剖宫产，主要原因就是剖宫产对产妇身体的不良影响大于自然分娩。

　　剖宫产的近期影响。可能造成子宫复旧不良、剖宫产伤口愈合不良、子宫内膜炎等。这些不良影响所共有的、最突出的表现，就是子宫出血时间延长或连绵不断，量或多或少。这些症状需要及时治疗，有时还需要通过再次手术来修复，必要时甚至需要切除子宫方能挽救生命。部分剖宫产的产妇伴有腹痛、体温增高的症状，化验血常规会发现白细胞增高，这些都是提示感染的证据，需要及时进行抗感染治疗。

　　剖宫产的远期影响。常见的远期不良影响是子宫瘢痕愈合不佳、子宫瘢痕憩室、种植于子宫瘢痕的子宫内膜异位灶、腹壁瘢痕的子宫内膜异位灶。这些病变会随着月经周期给产妇带来不同程度的不适，严重者多需要手术治疗。再次怀孕时的瘢痕妊娠也会给病人带来危险，同时也增加了医疗处理的复杂性。

此外，在剖宫产手术时未及时发现的问题，或者手术过程中处理不当，也会造成一些手术并发症，比如输尿管和膀胱损伤、直肠损伤等。这些并发症可能造成相邻器官窦道，导致大小便改道，形成尿瘘或者大便瘘，给病人带来很大的痛苦，这些情况均需要及时进行手术矫正。

蒋大夫答疑

剖宫产需要选日子吗

Q 剖宫产需要选日子吗？

A 从医学的角度来说，肯定是要选日子的。医学角度选日子，有以下几个参考的因素。

第一，选择胎儿基本成熟的日子，即怀孕39周以后，以保证胎儿成熟后出生。

第二，尽量不选择非正常上班的时间进行剖宫产，比如说下班以后、正常上班时间之前或者法定的节假日等。因为在这些时间段，配套环节的医护人员较少，如果发生产后大出血需要输血，获血相对困难。总之，在非正常上班的时间，如果发生意外，抢救起来会比较困难，产妇和新生儿发生危险的可能性会增大。

第三，如果产妇是稀有血型，一定要等医生备好足够的血液以后再进行剖宫产，以免在剖宫产发生产后出血时输血困难，导致产妇发生失血性休克，影响生命安全。

第四，如果产妇患有某些妊娠合并症，也需要选择合适的时间进行剖宫产终止妊娠，以保证胎儿的安全。比如，产妇患有妊娠期肝内胆汁淤积症、胎盘功能减退等，医生可能会根据胎儿在宫内的情况，选择早些终止妊娠。

至于民间的说法，认为出生的时辰对宝宝有多好，作为医生，我没有评价的水平。但是要以医学的原则为准，尤其是有影响母子生命安全的问题，需要立即解决时，如果和宝宝的生辰八字有冲突，请尽量遵循医学的原则，以保证孕妇和胎儿的安全。

头胎是剖宫产，二胎可以自然分娩吗

其实，生孩子是自然分娩还是剖宫产，不是二选一的命题。我曾经受上海某主流媒体之邀，对某省卫生行政部门发布的剖宫产"正面清单"发表过看法，不赞成将没有医学指征的剖宫产列入正面清单，并建议同时设负面清单，以平衡正面清单和支持阴道分娩。后来，一个美国民间支持医院护理关怀的组织的董事长来访问我，告诉我她通过国际互联网看到这篇采访稿并找到了我，专门来和我探讨怎么提高顺产率的问题。没想到，我意外成为国际公认的支持顺产的"网红医生"，必须给自己点个赞。

支持顺产、降低剖宫产率，是每一个产科医生义不容辞的职责。

我国二胎政策放开后，不少生二胎的准妈妈必须面对第一胎剖宫产造成的瘢痕子宫如何再次分娩的问题。也有趁着二胎政策搭顺风车怀了三胎、四胎的孕妇，纠结于到底还能安全承受几次剖宫产的问题。这些问题都给产科安全带来更多的风险，给孕妇带来更多的担心，甚至引起产妇的焦虑和忧郁。

头胎剖宫产后，二胎能不能自然分娩，主要取决于以下几点。

● 第一次剖宫产的决定因素是否还存在。比如，第一次剖宫产是因为头盆不称，那么这次还需要特别小心，因为骨盆不会有太大变化，如果孩子不比第一次小，这次仍然需要剖宫产。如果第一次是因为妊娠合并疾病剖宫产，这一次如果没有痊愈，可能还需要剖宫产；如果已经痊愈，不再影响本次分娩，那么就可以试产，并在分娩过程中观察原有合并症的复发情况，并及时给予医疗干预。

● 要注意本次怀孕胎盘的位置是否正常，是否有植入，是否有形态异常。如果有这些因素，再次剖宫产的概率仍然非常大。

● 是否存在新的影响自然分娩的因素，如果有，可能也需要进行剖宫产。

● 还要取决于跟医生的沟通情况，给医生一个值得为你一拼的理由和信心，这一点非常重要。避险心理人皆有之，不要过多怪罪医生，他们也是凡人。

● 剖宫产不是最好的分娩方式，但也不必"谈剖色变"，正确使用剖宫产技术是救命的做法。原则就是要严格掌握剖宫产适应证，不该剖的时候不剖，但该剖的时候也不要犹豫不决。

上次剖宫产的切口影响这一胎自然分娩吗

剖宫产手术的切口分为横切口和纵切口。下腹壁纵切口可能影响体表美观，但一般不影响下一次自然分娩。子宫上的切口长得怎么样，才是影响自然分娩的因素。不管肚皮上的切口是横的还是纵的，子宫上的切口都是首选子宫下段横切口（见下图）。

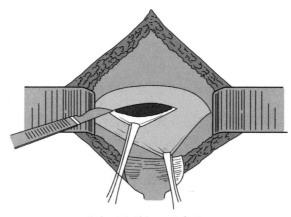

子宫下段横切口示意图

除非特殊情况，比如完全性前置胎盘合并大出血，尤其是凶险性前置胎盘等，为了救命，可能会改用其他的子宫切口。可以说，子宫下段的横切口是相对安全的，纵切口或者其他五花八门的切口再次分娩时子宫破裂的危险性较大。

网友的疑惑：最多能做几次剖宫产

@summerwilu："鉴于自己的情况特殊，我明年可能面临第三次剖宫产。之前关于能剖几次，自己很担心，也查过资料，咨询过医生，还看过一些医生的科普文章，基本都说剖宫产的次数原则上不超过3次，也有碰到过医生说我不能再剖的。我在这里留言，很期待听听蒋医生的看法。"

@乐作人生8P爱钟导："明星××的老婆都剖4个了，现在医疗技术这么先进。在今年的新浪育儿盛典上，我听过最多剖了7次的。OMG！你肚子上难道安了拉锁不成？"

以上是网友关于剖宫产次数的看法。在我行医30多年的生涯中，我见过最多经历4次剖宫产的，这个产妇的整个孕期都让我胆战心惊，甚至晚上影响我的睡眠。这是因为我不止一次见过报道剖宫产术后再次妊娠过程中子宫破裂，甚至母子双亡的新闻。

子宫切口瘢痕处不是正常的平滑肌肌肉，而是纤维组织，弹性很差。随着胎儿增大，子宫下段会不断扩张、增长、拉薄，随时都有发生撕裂的风险。剖宫产次数越多，子宫上的瘢痕越大，风险也就越大。还可能因为多次开腹手术导致腹腔脏器粘连而造成手术困难，最终形成子宫切口瘢痕愈合不良、胎盘粘连、胎盘植入、瘢痕妊娠、（凶险型）前置胎盘等高风险并发症。医生们在领教过各种各样的花样异常和风险，并被这些经历刺激后，逐渐变得经验丰富起来。尽管缺少绝对的依据，我仍和许多医生一样，建议剖宫产最多不要超过三次。

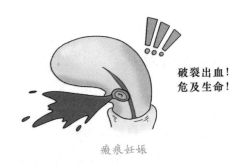

破裂出血！
危及生命！

瘢痕妊娠

此外，还要特别提醒以下几点。

● 如果第一次是宫体部剖宫产，或者第一次剖宫产时发生了子宫切口感染和愈合不良，请慎重考虑是否再次怀孕。

● 所有瘢痕子宫的女性怀孕后都要尽早做B超检查，了解囊胚着床位置和上次子宫瘢痕的关系，及早排除和处理疤痕妊娠，以免发生凶险型前置胎盘。

● 前次剖宫产术后发生子宫切口憩室者，孕前要先进行憩室修补手术，待评估愈合情况后，再尝试怀孕。

过期妊娠

产妇平时月经规律，怀孕达到或者超过42周还没有发生分娩，称为过期妊娠。过期妊娠的发生率为3%~15%。通常在怀孕超过41周时，医生就会进行积极的处理，因此目前过期妊娠的发生率有了明显下降。

发生过期妊娠时，胎盘逐渐老化，功能减退，羊水量也逐渐减少，尤其在42周以后，羊水将迅速减少，可能只有正常量的30%左右。此时发生羊水粪染的概率明显增高，是足月妊娠的2~3倍。

过期妊娠可能导致巨大儿、胎儿过熟综合征和胎儿生长受限所造成的小样儿等问题，这些问题的发生都与胎盘的老化程度直接相关。

蒋大夫答疑

■ 过了预产期，是否要引产

Q 过了预产期，还是迟迟不见要生，是否要引产？

A 引产可是有医学指征的哦，急不得。过了预产期一天，并不算过期妊娠，通常超过孕41周才算过期妊娠，你耐心等待宝宝发动吧。

胎膜早破

胎膜早破俗称早破水、早破膜，是临产之前胎膜自然破裂的一种现象。怀孕没有达到37周而发生早破膜的，称未足月早破膜，是早产的主要原因之一。胎膜早破时孕周越小，胎儿的预后就越差。

引起早破膜的原因通常有以下几种。

● 生殖道感染。生殖道感染是胎膜早破的主要原因。常见的病原体，如厌氧菌、衣原体、B型溶血型链球菌和淋病双球菌，上行感染宫颈内口局部胎膜，使胎膜局部张力下降而导致胎膜早破。

● 羊膜腔内压力升高、双胎妊娠羊水过多。这些情况也容易引起胎膜早破。

● 胎膜受力不均。通常胎位异常、头盆不称可以使胎儿先露部不能与骨盆口衔接，导致前羊膜囊受压不均匀，从而引起胎膜早破。

● 创伤原因影响。羊膜腔穿刺不当、性生活刺激、撞击腹部等导致的创伤，均有可能引起胎膜早破。

● 营养因素。孕妇缺乏铜、锌、维生素等，会影响胎膜的胶原蛋白、胶原纤维、弹性纤维的合成，造成胎膜抗压能力下降，容易引起胎膜早破。

发生胎膜早破以后，孕妇会感到阴道里流出液体，或者感觉外阴湿润。医生通过阴道窥器的检查，可见液体从子宫颈口流出；通过B超检查，可以发现羊水较破膜前明显减少，阴道pH值小于6.5，这些症状都支持胎膜早破的诊断。另外，还有阴道涂片检查、宫颈阴道液生化检查等，都可以支持胎膜早破的诊断。发生胎膜早破以后，要注意预防感染。当有明显的感染征象时，不管怀孕多少周都应及时终止妊娠，以保证母子的安全。

帆状胎盘的故事

每一个医生肚子里都有一本故事书，这里我来讲一个关于帆状胎盘的故事。

许多年以前，我还在一个医学院的附属医院工作。早上8点前，我在医院门口遇到了医疗纠纷的混乱局面。那时医患关系远比现在好得多，很少出现人群聚集的纠纷场面，所以我当时感到非常吃惊。我正在诧异时，突然一个中年妇女穿过人群，朝我走来，她拉住我的手，大哭着说："找的就是你，你怎么才来？"此语一出，惊出我一身冷汗。我前一晚没上夜班，晚上病房发生的事为什么找到我头上了？

原来，我在病人心目中从来都是一个好医生。这个产妇因为孕期B超诊断出帆状胎盘，打定主意要让我为她解决最后分娩的问题。但不幸的是，她在我没有值夜班的情况下发生了胎膜早破，同时撕裂了帆状胎盘的前置血管，发生了胎儿的失血。宝宝没有来得及出生就因为失血过多而丧失了抢救机会，最终告别"人世"，实在令人扼腕叹息。

前不久，有网友向我咨询帆状胎盘的问题，让我想起这件陈年往事，借此机会再和大家聊聊这个话题。

什么叫帆状胎盘？就是因为脐带长的地方不对，使胎盘和胎膜像一个撑起来的风帆，因此取名为帆状胎盘。

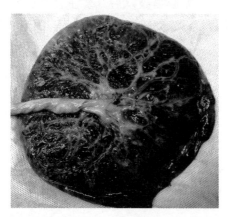

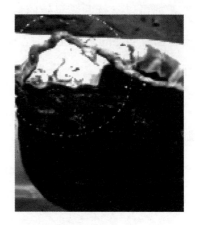

正常胎盘：形状呈圆形或卵圆形，脐带附着于胎盘。

帆状胎盘：脐带不是附着于胎盘而是附着于胎膜上，脐带血管经胎膜作扇形分布进入胎盘。

看懂了吗？其实胎盘并没有改变，只是脐带和胎盘的位置关系变了。本应该插入胎盘的脐带，错位插到胎膜上了。胎膜菲薄，缺乏和胎盘一样坚实的支撑，所以不够牢固，如果发生胎膜破裂，裂口顺势延裂到脐血管或者分支，这时发生的出血大部分来自胎儿。足月胎儿体内的血容量大约只有250mL，如失血量达到50～60mL即可发生胎儿失血性休克。脐血管破裂造成的出血，会在瞬间达到或超过这个量，这时悲剧的发生就不可避免了。由于胎儿在母亲子宫内很难及时补充血容量，因此会在很短的时间内引起胎儿失血性休克，甚至丢掉生命。

文章开头那个孕妇，就是发生了这种不幸的事情。她在家发生了早破膜，同时沿着胎膜破口延裂到大的脐血管分支，孩子因失血而丧命。

一个需要了解的数据是，胎膜早破的发生率是2%～4%，双胎妊娠发生胎膜早破的概率可达7%～20%，而且通常发生在医院之外，成为一件非常危险而且难以预防的事故。更要命的是，帆状胎盘在双胎中的发生率竟然比单胎高9倍。明白了这一切后，我们怎么还能轻松地面对这个话题呢？

帆状胎盘除了血管破裂之外，在晚孕期或临产前因母体宫缩腹压增高，脐血管被胎体压迫，容易引起胎儿脐带循环受阻而发生急、慢性胎儿窘迫，可能会导致胎儿死亡。

对于帆状胎盘，我们需不需要"谈帆色变"？站在孕妇的立场上，不难得出答案。目前，随着超声技术的不断发展和广泛应用，以及超声医师对帆状胎盘诊断技术的提高，产前帆状胎盘的检出率逐年提高。超声检查可以观察胎盘的类型、位置、脐带附着于胎盘的部位，经阴道超声检查还可以比较清楚地观察宫颈内口及其周围的结构、胎膜上前置血管的走行情况等。产前超声有目的地观察胎盘脐带的附着部位，可以提高帆状胎盘诊断，准确率高达91%，为医生早诊断、早预防、早治疗提供依据。我们只要尽早做到"知己知彼"，及时发现帆状胎盘的"蛛丝马迹"，早点儿做出预防措施，防患于未然，就能大大降低风险。

那么，万一发生了帆状胎盘，该怎么做呢？

● 定期进行正规产检，每间隔4～6周评估一次胎儿的生长发育情况（包括超声检查），及时发现胎儿是否生长受限，并及时给予治疗。

● 孕32周以后，每周进行至少一次胎心监护检查，了解是否存在因为血管扭结或压迫而导致胎心率的变化。如果有条件，可以早住院观察，当发生阴道出血时，需要医生及时做出诊断并进行果断处理。如果孕妇发生持续性无痛性阴道出血，胎心异常，超声提示羊水内有异常漂浮物，可考虑胎儿合并紧急的危险情况，则应尽早选择剖宫产结束妊娠，以最大程度避免胎儿出现生命危险。

最后，我要说的是，并不是所有的帆状胎盘都是不好的结果，事实上有很多产妇在分娩后检查胎盘才发现是帆状胎盘，整个孕期和分娩期都非常正常。原因就是脐带血管位于胎先露上方，胎头（胎先露）没有压到脐血管，或者没有发生早破膜撕裂脐血管，对胎儿基本无明显的不良影响。我们可以借助超声检查尽早排除和诊断帆状胎盘。如果心中有数，就不会陷入无谓的惊慌和焦虑之中，可以安全、安心地度过孕产期。

第 4 课

无痛分娩

社会学家李银河说过："产妇分娩是否痛苦，反映了一个社会的文明程度。为产妇减轻痛苦，是对生命个体的尊重，也反映了一种生育文明。"

十月怀胎，期盼婴儿降临，是生活中最快乐的经历。但从古至今，不管是在哪个时代，生孩子都不是一件容易的事。人类进化获得了直立行走的体态和更加发达的智力，这也导致人类的骨盆越来越小，头却越来越大，这种状态使得分娩相对困难。

在科学不发达的年代，生孩子对女人来说就是"闯鬼门关"，能不能活下来主要看运气。到了医疗条件越来越完善的今天，女人已经不会轻易死在产床上了，但是肚子疼痛的折磨还不能轻易摆脱。在中国，至少有40%的人选择剖宫产，除了少部分确实具有剖宫产指征之外，相当一部分人具有自然分娩的条件，却因为惧怕产痛而放弃自然分娩，选择剖宫产。中国的剖宫产率之高曾引起世人的瞩目。现在大家逐渐了解到有切实可行的减轻产痛的分娩方案，帮助更多的产妇逃过分娩痛的噩梦，因此越来越多的女性开始接受自然分娩。

什么是无痛分娩

"无痛分娩"是一个最佳的分娩期盼，在医学上称为"分娩镇痛"。分娩镇痛方法包括非药物性镇痛和药物性镇痛两大类。目前最常用的就是药物性镇痛——椎管内分娩镇痛，它是迄今为止所有分娩镇痛方法中镇痛效果最确切的方法。

在每个人的背部椎管内，都有着由一层筋膜分隔开的两个腔隙：蛛网膜下腔和硬膜外腔。所有传递疼痛的神经都会合在这里。麻醉医生通过简单的操作，将一根细管置入腔内，通过细管将镇痛药准确地注入腔内，就可达到暂时阻断疼痛传递，缓解分娩痛的目的。这就是目前临床使用较普遍、安全性较高的分娩镇痛方法。这种技术比其他的方法镇痛效果更完善，起效更快、更安全。使用这种镇痛方法后，产妇全程处于清醒状态，不影响进食、进水，产妇还能下地自由活动，并同时进行拉玛泽呼吸法和各种有助分娩的动作，还可以在减少疼痛的情况下保持正常的产力。

在注药过程中，产妇可以通过一个微量电子泵，在医生的指导下自行调节药品点滴的速度，以达到既能减轻阵痛又能维持正常产程进展的目的。如果产妇出现分娩困难或者胎儿异常，需要改行剖宫产或者需要手术助产时，只需调整药剂量即可，无须再进行其他麻醉操作。

哪些产妇可以做无痛分娩

一般情况下，孕妈妈都可以进行无痛分娩。产妇有自然分娩的条件，同时没有椎管内麻醉禁忌证，比如出血倾向、脊柱畸形、腰部脊柱严重疾病或严重外伤史、腰背部感染、全身感染或严重心肺疾病等，就可以考虑进行无痛分娩。

此外，有妊娠并发心脏病、药物过敏的孕妈妈，则应向医生咨询，由医生来决定是否可以进行无痛分娩。

无痛分娩常见的误区

无痛分娩就是全程完全无痛感吗

无痛分娩其实是通俗的说法，在医学上正确的叫法是"分娩镇痛"。也就是说，它只是帮你缓解疼痛，而不是让你完全没痛感。医生可以通过配制麻醉药品的浓度和调节药品的点滴速度，达到降低疼痛级别和不影响正常产程进展的完美效果。

在临床上，通常按照0～10分给疼痛程度进行分级：

- 0分为无痛；
- 0～3分为轻度疼痛；
- 4～6分为中度疼痛；
- 7分以上为重度疼痛；
- 10分则为能够想象的最剧烈的疼痛。

使用分娩镇痛以后，通常可以将大部分产妇的疼痛程度控制在

3~4 分以下可以忍受的疼痛级别，只有少部分人可以达到0分。

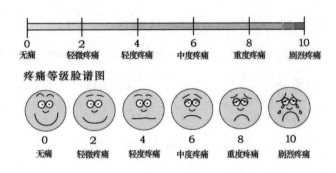

疼痛级别示意图

无痛分娩会导致腰痛吗

正常情况下，无痛分娩并不会导致产妇腰痛。使用无痛分娩后出现腰痛的情况，一是因为怀孕后随着母体以及胎儿发育的需要，母体要有大量的营养储备，同时还会有自身体液的潴留以及宝宝自身的重量，这大大增加了孕妇的体重，加剧了母体的腰椎负荷。二是孕妇挺肚凹腰体位的改变，使得身体重心前移，容易导致孕妇生理性腰前凸和胸后凸，也会增加其后方支持组织和椎间盘负重，从而导致腰痛。三是受激素的影响，妊娠期女性全身韧带系统松弛，致使椎体小关节不稳、移位，而后纵韧带的松弛更加容易使椎间盘膨出、突出，导致腰痛和下肢的放射性疼痛。

国内外的多项相关研究证据表明，分娩镇痛的各项具体操作并不会加重以上这些问题，让产妇生孩子之后慢性腰痛的风险升高。通常情况下，以上这些孕期疼痛感会在分娩后好转、消失。

无痛分娩会影响宝宝智力吗

无痛分娩是将麻醉药物注入椎管，从而阻断神经传导，达到解除疼痛的目的，由于新型的正常麻醉药罗哌卡因和病人自控镇痛的技术应用，使注入产妇体内的药量远远小于剖宫产的麻醉药量，通过胎盘的药量微乎其微，麻醉药物基本不会进入宝宝体内，因此基本不会对宝宝产生影响。

2019年3月，国家卫生健康委员会公布第一批国家分娩镇痛试点医院，共913家。此次无痛分娩试点医院名单的公布，无疑是中国无痛分娩前进的一大步。愿在将来，有更多的产妇能生孩子不痛。

第 5 课

顺产真"锦鲤"——拉玛泽呼吸法

什么是拉玛泽呼吸法

拉玛泽呼吸法是产科一种经典的助产法，是以俄国著名的心理预防法为依据的分娩准备法。这种分娩呼吸方法，从怀孕开始一直到分娩，通过对神经肌肉的控制、产前体操及呼吸技巧的训练，有效地让产妇在分娩时将注意力集中在对自己的呼吸控制上，从而转移疼痛，适度放松肌肉，在分娩过程发生产痛时能够保持镇定，以达到加快产程并让胎儿顺利产出的目的。

拉玛泽呼吸法的好处

这种呼吸法简单易做、益处多多，主要好处有以下几点：

● 不使用或者少使用药物；

● 增强产妇信心，从容面对分娩；

- 夫妻配合做，增进夫妻感情；

- 有效、适度地控制产痛；

- 帮助产妇放松思想，缓解焦虑，提高自然分娩率，优化医患沟通；

- 减少新生儿窒息率。因为临产时平静、舒缓的呼吸有利于保持产妇血液内的酸碱平衡和丰富的含氧量，从而减少胎儿宫内窘迫和新生儿窒息率。

什么时间开始练习拉玛泽呼吸法

孕妇应从孕28周左右开始，在医生的指导下，每天练习拉玛泽呼吸法不少于10分钟。练习到分娩时，就可以灵活运用，千万不要等到临盆前才临时抱佛脚，导致技法生疏而难以生效。

拉玛泽呼吸法的正确步骤

第一步：胸式呼吸法

适用于分娩开始时，此时缓慢地进行胸式呼吸。孕妈妈身体放松，眼睛注视一个定点，用鼻子深吸一口气后，随着子宫的收缩开始吸气、吐气，直到阵痛停止，再正常呼吸。每次呼吸速度平稳，吸入及呼出量保持均匀。

练习方法：每天练习5次，每次60秒。

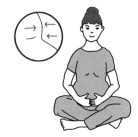

胸式呼吸法

第二步：嘻嘻轻浅呼吸法

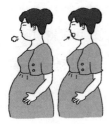

轻浅呼吸法

适用于胎儿在产道中转动，先露部慢慢下降时（子宫颈开7cm以前）。随着子宫收缩，先采用胸式深呼吸；当子宫收缩加强时，采用浅呼吸法；子宫收缩开始减缓时，恢复深呼吸。首先，让自己的身体完全放松，眼睛注视着同一点；然后，用嘴吸入一小口空气，保持轻浅呼吸，让吸入及吐出的气量相等，完全用嘴呼吸，保持呼吸高位在喉咙，就像发出"嘻嘻"的声音。

当子宫收缩强烈时，需要加快呼吸，反之就减慢。需要注意的是，呼出的量需与吸入的量相等。

练习方法：产前练习时，要由连续20秒慢慢加长，直至一次呼吸练习能达到60秒。

第三步：浅呼吸法

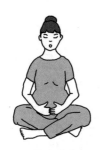

浅呼吸法

适用于宫颈口开至7～10cm时。先将空气排出，然后深吸一口气，接着快速做4～6次短呼气，感觉就像在吹气球，比嘻嘻轻浅式呼吸要更浅，也可以根据子宫收缩的程度调节速度。

练习方法：学会由一次呼吸持续45秒慢慢加长至一次呼吸练习达到90秒。

第四步：吹蜡烛运动

在第一产程的最后，虽然产妇会有想用力的感觉，但这时是不许用力的。此时，在阵痛开始时，要先深吸一口气，接着短而有力地哈气；可以浅吐4次，接着一次吐出所有的气，像吹蜡烛一样。

练习方法：练习时，每个呼吸周期需达到90秒。

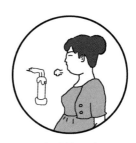

吹蜡烛运动

第五步：用力推

此时，宫颈口已经全开，产妇此时要长长吸一口气，然后憋气，用足力。产妇下巴前缩，略抬头，用力使肺部的空气压向下腹部，完全放松骨盆肌肉。需要换气时，保持原有姿势，马上把气呼出，同时马上吸满一口气，继续憋气和用力，直到宝宝娩出。当胎头已娩出产道时，产妇可使用短促的呼吸来减缓疼痛。

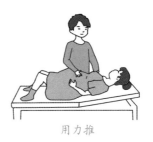

用力推

练习方法：产前每次练习时，至少要保持60秒用力。

Part 4

产后，如何进行科学护理

如果把坐月子看成女人升华的仪式，
产褥期就是一场女性健康的科学救赎。

第 1 课

健康坐月子

你的"月子"坐得科学吗

曾经有一篇报道在网上广为流传,大家一定不陌生,讲的是一个产妇因为"坐月子"丧命了。

事情发生在7月,正值酷暑,一名产妇发生了严重的热射病(俗称中暑)。在这么炎热的天气下,这名产妇却依旧穿着长衫长裤,全身上下包裹得严严实实。产妇的家人解释说,因为她刚刚生了孩子,正在坐月子,所以必须穿得厚一些,并且不能开空调、不能用风扇,还要盖被子。于是,悲剧发生了。直到该产妇意识丧失,家人才送她去医院抢救。经医生检查,该女子的心脏和肝脏都有不同程度的损伤,虽经医生极力抢救,也没能挽回她年轻的生命。

坐个月子把命丢了,是不是很冤?死亡和安全坐月子只差两个字——"科学"。所以,坐月子一定要讲科学。然而,科学坐月子却并不是一件容易的事。

其实，"月子"是中国的一个民间习俗，并不是一个医学概念，它和医学概念"产褥期"在时间上高度重叠，医生更愿意把它称为"产褥期"或者"产后康复期"。要避免不懂科学带来的不安全的"月子"，就要懂得如何科学度过一个健康的"月子"。

产后的第1～2周可作为医学恢复期和生理康复期，其间应重点注意生理恢复情况，包括刀口的情况、阴道的产伤、恶露的性状、体温的变化和乳房的健康等，这些都是这一阶段必须注意的问题。产妇如有不适，需要及时咨询医生，得到必要的指导和治疗处理。此外，还应多注意外阴部卫生，好好休息，并注意饮食营养均衡。营养要足量但不要过量，多食用易消化的食物，保证身体恢复所必需的营养，同时做到均衡营养。

产后第3～4周称为生活恢复期。这一时期基本可以逐渐恢复正常的生活（除性生活需要暂缓之外）。可以开始一些锻炼身体的运动，但要注意适度。通过适当、慢慢增加强度的锻炼来恢复体力，为自己休完产假后回归社会打好身体基础。

有妊娠合并症和并发症的产妇，要适当延长恢复时间。并且这类产妇的健康情况最好经过医生的检查确诊，比如血压、血糖、贫血、肝肾功能的恢复情况等。

需要特别提醒的是，整个"月子"里都能洗澡、洗头和刷牙。这些维持健康的基本卫生"清扫"工作，不仅能做，而且必须坚持做。

夏天坐月子的产妇，要注意调节适当的室温。可以开空调，也可以适当吹电风扇带来的小凉风，不要刻意穿厚衣服或盖被子"捂"。也不需要喝含有酒精的饮料去"活血"，尤其是母乳喂养的妈妈，哪怕是含有一点点酒精的母乳，都是有害宝宝健康的，必须坚决拒绝。

哪些食物适合产后吃

产后身体处于一个特殊的生理时期。一方面，妈妈刚刚经历过怀孕、生产，身体受到过创伤，已经非常疲劳，巨大的消耗使自己身体透支；另一方面，疲惫不堪的妈妈又肩负起"奶牛"的重任，开始了"一人吃饭，两人分享"的日子。因此，产后科学合理的饮食对于新手妈妈来讲是非常重要的，每一个新手妈妈都应该做一个科学的"吃货"。

食物要富含优质蛋白质

为维持乳汁中蛋白质、氨基酸成分的供给，促进乳汁分泌，新手妈妈产后的饮食应含有丰富的优质蛋白质，尤其是动物蛋白，如鸡、鱼、瘦肉、小型深海鱼等。此外，豆类也是良好的粗蛋白佳品。

尽量食用天然和多样化的食物，确保均衡营养

产妇的饮食不必苛求特别精致，但要求花样繁多。我对饮食一贯的主张是"食常不食奇，食鲜不食腐"。就是说，传统的、大众日常食用的食品，是经过时间和人群食用考验的，因此多是可靠的，不要去追求那些稀奇古怪的食物；新鲜的果蔬最有营养，经过过度加工的食品可能不再新鲜，不必过度追求。主食要粗细粮合理搭配，副食要荤素搭配、果蔬搭配。均衡营养，没有最好，只有更好。要以天然食物为主，不要过多服用保健品和营养品，尽量少食用或不食用人工合成的补品。

食物要富含钙和微量元素

每一个宝宝都是一个生龙活虎的"吸钙器"。当乳汁分泌处于高峰时，每天必须供给2g以上的钙和充足的维生素D，才能维持体内的钙平衡。因此，除了多吃含钙丰富的食物外，哺乳妈妈还应多晒太阳或服用含维生素D的鱼肝油，以确保乳汁内钙元素的供给。

摄取必需的脂肪，哺乳期不节食、不减肥

脂类能促进婴儿大脑的发育，对婴儿中枢神经系统的发育尤为重要。人类的大脑除去水分后，50%～60%都是脂肪，但这些脂肪中的40%～50%不能由身体制造，只能靠食物供给。特别是不饱和脂肪酸，如亚油酸、亚麻酸、花生烯酸等，只能通过好好吃才能摄取。脂肪摄取不够，婴儿营养不全面，脑发育就会受到影响。

剖宫产坐月子的护理要点

剖宫产坐月子和自然分娩坐月子有什么不同？要不要特殊护理？其实，你想多了，剖宫产坐月子跟自然分娩坐月子没有多大的差别。

大家比较关心的问题是，腹部切口有点儿痛，会裂开吗？你想多了！有的产妇做了剖宫产手术后，担心自己腹部切口太疼，或者担心切口裂开，影响术后的活动。其实，这种担心是多余的。只要没有强力外伤性破坏（如脚踢、跌落、撞击等），一般的日常活动不会影响切口的愈合。

因此，剖宫产的产妇在月子里不仅不需要总是卧床，而且应该早下

床活动。适当的运动能够促进血液循环，让伤口长得更快、更好。

此外，对于剖宫产的产妇，也鼓励进行母乳喂养。因为婴儿吸吮妈妈的乳头时，不仅让妈妈心情愉悦，避免抑郁，更能促进子宫的收缩，而子宫收缩好而且没有感染，子宫的刀口就长得好，出血一定少。

第 2 课·

如何进行产后恢复

扫码听音频　　扫码看视频

产后运动康复

第一周：医学康复期

本周的主要任务就是休息，产妇要注意观察分娩造成的产伤，看有无活动性出血，注意会阴和肛门有无不适。观察体温、脉搏、恶露的性状，以及有无阴道出血过多。饮食方面应由第一天的软食，逐渐过渡到正常饮食。

运动建议：仰卧位，将双手轻轻放在胸部，两腿并拢伸直，平放在床上，闭上嘴巴，慢慢地做深吸气收腹动作，然后慢慢呼气，也就是运用腹肌进行慢而深的呼吸。重复10次，每天2遍。该运动适合产后第二天开始，可以做至产后第四周周末。该运动有利于恢复产妇松弛的腹部，增强腹肌弹性。建议产妇在床上运动，后期也可以适时下床活动，如无不适可在室内随意走动。

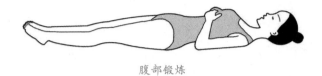

腹部锻炼

第二周：生理康复期

本周应继续关注产伤恢复情况，注意体温变化。本周恶露应该变淡红色，量较多。产妇还应多休息，同时可以进行适当锻炼。饮食方面要均衡营养，不偏食，不过多进食，避免过度摄入热量，防止月子肥胖症。

运动建议：仰卧位，保持身体呈直线，其他部位不动，抬起头，尽量弯向胸部。重复5次，每天2遍。建议在产后第三天开始，做至产后第四周周末。该运动有利于颈部和背部肌肉的舒展。

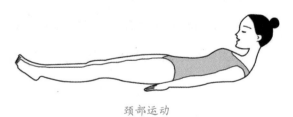

颈部运动

第三周：生活恢复期

这个阶段在饮食方面应逐渐接近普通的饮食结构，在两餐之间可加水果和牛奶，注重均衡营养和养运（营养与运动）结合。

运动建议：应加强下肢运动，逐渐增强下肢力量，预防深静脉血栓。可在床上进行下肢抬高运动，直腿抬起，维持与床面15cm的距离，坚持10秒钟。双腿交换进行。

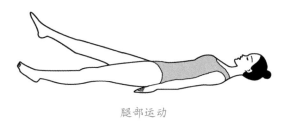

腿部运动

第四周：社会恢复期

这个阶段产妇可以主动参与正常的家庭生活和家庭活动，为回归社会做好心理和身体准备。

运动建议：可进行多种锻炼下腹部、臀部和下肢的运动，以强健肌肉，恢复体力。可以下床运动，不限制下床运动时间。

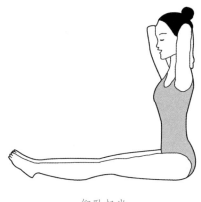

仰卧起坐

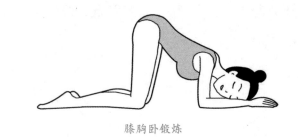

膝胸卧锻炼

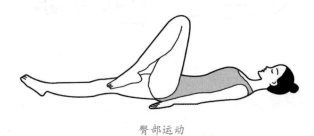

臀部运动

蒋大夫答疑

▇ 月子里是否可以进行产后恢复运动 ▇

Q 蒋医生，我现在在月子里，是否该进行产后恢复？应该注意些什么？

A 恭喜你顺利完成了角色转化，当妈妈了。产后康复从分娩后第一天就可以开始了。在这个阶段应注意以下几点：

●第1周要注意观察24小时之内的体温变化，及时排尿，观察阴道出血量以及恶露的性状和量。

●及时补充能量和水，在安静的环境下休息。

●产后妈妈虽然很虚弱，但也要在床上注意双腿的伸屈运动，预防深静脉血栓。可以经常改变体位，以预防臀部及体表突出部位发生压疮。

● 保持伤口的清洁卫生。对于伤口的局部护理，在住院期间由医生或护士来进行，自己不要轻易操作，以免污染伤口。

● 观察产后恶露的变化情况，头三天是血性恶露，一周后是混合性恶露，两周以后基本是浆液性恶露。如果出血多，血性恶露时间长，要注意检查，以防止晚期产后出血的发生。

● 进行适当的身体锻炼。产后3～4周开始，可以试行提肛运动和恢复盆底功能的凯格尔运动。如果在试行这两个运动时感到会阴部疼痛或有不适感，说明产伤还没有完全恢复，要静养一段时间，待产伤完全恢复后再进行运动。

● 坚持母乳喂养，保护乳汁不淤积和排乳通畅。

● 产后42天之内尽量禁房事，避免上行感染；42天之后，若检查无异常，记得实施计划生育措施。

凯格尔运动——盆底康复的神招

有人认为剖宫产可以避免盆底损伤，其实无论选择剖宫产还是顺产，都不可能避免盆底损伤，以及由此造成的阴道松弛。因为造成盆底损伤真正的原因是怀孕，不是分娩的方式。你想啊，经过整整40周的孕期，原本只有拳头大小、几十克重的子宫，被胎儿和其附属物撑得像一个大西瓜，重量可达10多公斤，盆底肌张力不受损才怪呢，因此盆底损伤几乎是不可避免的。

产后要想缩阴、不漏尿，没有什么灵丹妙药，只有一个办法——运动。通过特定的运动可以锻炼相关肌肉，以达到缩阴和不漏尿的目的，凯格尔运动就是一项非常好的运动。

如何寻找盆底肌

要做凯格尔运动，首先需要知道盆底肌在哪儿，通过几个小动作就可以帮助你找到盆底肌。

●尿流中断。可以在小便到一半的时候突然停止，这种尿流中断的感觉就来自盆底肌的收缩。但是不要将这种方法作为日常生活中常规的凯格尔运动来训练，以免增加膀胱感染的风险，这种方法只是帮助你找到盆底肌。

●手指探。如果你用上面的方法依然找不到盆底肌，可以把手洗净后，将食指和中指置入阴道内2～3cm处，用力收缩盆底肌肉，这时你会感到肌肉紧缩和盆底肌向上移动，放松后盆底肌又重新归位。

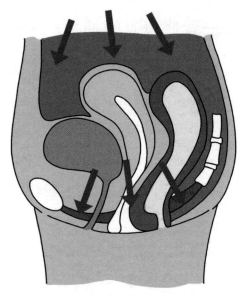

错误的凯格尔运动

需要注意的是，如果做凯格尔运动的时候不是上提收缩盆底肌，而是向下发力，就不仅起不到训练的效果，反而会压迫和拉伸盆底肌，使症状恶化。如果在做凯格尔运动时，是肚子用力或者练完后感到肚子疼，这说明是腹肌在参与运动，并没有锻炼到盆底肌，也是不对的。

● 借助镜子。可以把一面小镜子放在会阴部，即阴道和肛门之间皮肤覆盖的区域，练习紧缩和放松你认为的盆底肌。如果方法是正确的，每次挤压时你通过镜子会看到会阴的收缩。

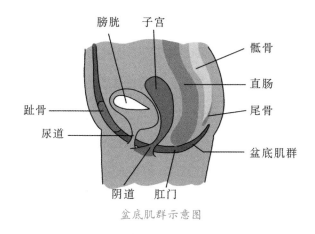

盆底肌群示意图

如何练习凯格尔运动

你可以躺着、坐着或站着，在任何体位下都可以进行凯格尔运动，但必须确保辅助肌肉放松。

在做凯格尔训练的时候，不要屏气，要保持正常呼吸。将注意力集中在盆底肌上，辅助肌肉不要用力。收缩并保持5秒，然后放松5秒。每次最少做10次。建议一组做15～30分钟。如果5秒对于你来说太久，每次可以只收缩2～3秒，以避免肌肉的疲劳和损伤，之后可以逐渐延长到5秒。

如果5秒收缩完成得很好，可以将保持时间延长至10秒，然后放松10秒。每次最少做10次，一组不超过20次。

关于妊娠纹，你想知道的都在这里

一个刚怀孕的孕妇跟我说："蒋医生，你一定不能让我长妊娠纹，我这个人对美的追求是极致的，我奉行'不美，毋宁死'。"还有一个推销瘢痕修复液的商家告诉我，他们有一款好产品，不管是剖宫产刀口还是妊娠纹，保证一抹平，想让我宣传一下。对于这两个要求，我都只能说"No"，因为长不长妊娠纹，不是医生说了算。

通过2020年抗击新冠病毒的经历，大家都更信任医生了，但对医生的能力也不能过高估计，有些事医生真没有办法作为。比如对于长妊娠纹的问题，医生真的做不了主。妊娠纹说长就长。对，它就是这么任性！

一般来说，在怀孕4～7个月的时候，孕妇的肚皮甚至大腿上会慢慢长出一些稍微高出皮肤的淡红色并逐渐变紫的波浪状纹路，同时还伴有轻度的瘙痒，这就是妊娠纹。不管你愿不愿意，多数人都会碰上这个难缠的家伙。

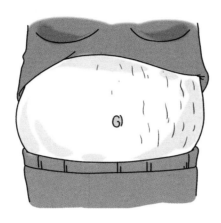

妊娠纹

那么，医生对于妊娠纹真的连一点儿办法都没有吗？那倒不是，医生还是有一些办法的。

第一，好好控制体重。突然的体重飙升，必然会导致体积迅速增大，从而使得包裹着躯体的皮囊袋子——皮肤被撑大撑开。皮肤的弹性纤维与胶原纤维断裂，真皮层被撑裂，妊娠纹就产生了。所以，控制体重的目的就是控制体积过度增大，可以少长妊娠纹。

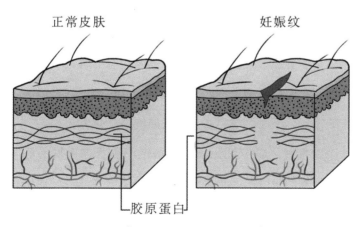

正常皮肤与妊娠纹皮肤组织特征

第二，注意饮食营养。孕妇可以多吃一些增加皮肤弹性的食物，比如富含蛋白质的鱼虾、肉蛋、牛奶，补充维生素的新鲜蔬菜和水果。皮肤弹性增大，更抗撑，就不容易出现妊娠纹。

第三，注意补充水分。水灵灵的皮肤不仅美观，而且弹性好又健康。多喝水是补水最好的方法，孕妇每天应补充水分1~1.5L。夏季出汗多，补充水分的量需要更多一些。当然，使用护肤品对皮肤表面进行保湿补水也有一定的作用。

第四，预防是关键。如果妊娠纹已经长出来，医生是不是没有办法挽救了？的确，妊娠纹一旦出现，就不会消失，只能随着时间而淡化和收缩。所以，预防妊娠纹才是关键。

那些极力宣传"妊娠纹一抹平"的油、水和口服制剂，不管商家说得多么天花乱坠，均不会带来更多的疗效。

关于产后性生活的那些事儿

产后多久可以过性生活

女性产后身体变化很大，尤其是生殖器官，在分娩之后，由内外生殖器形成的软产道通常会留下不同程度的创伤。因此，在产后的一段时间内，要好好休养，不能过性生活，这段时间最短是42天。

至于什么时候可以恢复性生活，应根据产后身体康复的情况来决定。产后最先恢复的是外阴。正常分娩时，外阴充血水肿，通常在产后十余天，外阴逐渐恢复表面的正常，但是深层的肌层、筋膜则需要6~8

周的时间才能完全恢复。阴道壁是分娩中损伤较严重的部位，完全恢复大概需要1~2个月。恢复更慢的是子宫，包括子宫体和子宫内膜。

因此，建议在分娩后最早一个月以后，才可以恢复性生活。如果分娩过程中经过手术助产，包括剖宫产、产钳产以及会阴和宫颈缝合术，性生活时间则应相对推后。无论哪种情况，都建议在产后42天进行产后随访时，听医生的建议再恢复性生活，比较靠谱。

需要提醒的是，产后第一次同房，就要实施避孕措施。对于大多数新妈妈而言，这时月经还没有回潮，但是仍然会有排卵的风险。通常是先排卵再来月经，一次同房就有中招的可能。在此建议产后避孕采用避孕套避孕法，这种方法不仅能避孕，还能减少细菌侵入，以及精液的化学刺激对尚未完全恢复的伤口的影响。

产后性冷淡的原因

怀胎10月，终于"卸货"，再经过漫长的产褥期、各种恢复期，夫妻俩终于不用再忍耐无性的辛苦，可以过上正常的夫妻生活了。但是丈夫却发现当了妈妈的老婆发生了微妙的变化，不能再像怀孕之前那样"性趣盎然"了。此时，丈夫往往很苦恼：明明自己很正常，夫妻感情也很好，我们才30出头，难道以后就要过着白天做模范夫妻、晚上变同志加兄弟的日子吗？

的确有一部分女性在生育后出现性冷淡，常见的有以下几种情况：

●部分女性因为分娩时的产伤，如侧切、外阴裂伤等，没有愈合好，同房会加剧疼痛、出血等情况；或者因为分娩的痛苦造成不良的心理阴影等原因，从心理上害怕、厌恶而逃避性生活。

● 部分女性在生育后，尤其是哺乳期，身体的激素水平发生变化，阴道分泌物减少，阴道壁黏膜变薄、干涩，同房时会增加疼痛感，从而不愿意过性生活。

● 一些女性因为身份的改变，每天24小时全身心照顾宝宝，一天下来筋疲力尽，没有心思和精力过性生活。

● 怀孕会引起女性身体的一些变化，一些女性觉得自己产后变丑了，丈夫不会像以前那么爱自己，因此变得没有信心。

● 部分女性不能确定自己的排卵期是否恢复，害怕过性生活会导致再次怀孕。

● 长时间禁欲的丈夫心情比较急切，正好和妻子的心情形成反差，导致越急越引起妻子的反感，结果适得其反。

● 一些女性自从有了孩子后，夫妻之间由爱情变亲情，从恋人变亲人，单方面减少了对性的欲望。

如何解决性冷淡的问题

生完孩子的前两年，是夫妻关系最为敏感、最为特殊的阶段。在此期间，夫妻双方都需要做出更多生理与心理上的调整与适应。如果夫妻感情出现不和谐，过错不在某一方身上。因为性从来就是双方的，不是一个人憋足了劲儿，就能跳出精彩的双人舞。只有双方都全情投入，步调一致，才能舞步融洽，情浓意切。

当妻子在生育后出现明显的性欲下降，丈夫要理解、体贴自己的妻子，多听听她的心里话，多参与家务劳动，分担妻子的辛苦，不要一味地抱怨甚至误解自己的妻子。如果妻子在性生活过程中有干涩、疼痛的状况，应求助妇科医生进行检查、排除、治疗妇科疾病，还可以借助润滑油，以减少不适感。

每个阶段的女性有不同的风采，产后的女性有着更加成熟、迷人的风韵。女性要对自己有充分的信心，相信丈夫也会和自己一起成熟和成长。相信经过双方共同的努力，一定可以恢复美满和谐的性生活。

哺乳期的避孕方法

关于哺乳期的避孕方法，没有最好，只有最适合、最有特色的。下面推荐几种常用的哺乳期避孕方法。

●想要便捷，就选避孕套。避孕套主要是以完全隔断形式阻止精子和卵子结合而防止怀孕，非常靠谱，这是目前应用最广泛的避孕方式。此方法没有副作用，不仅不影响乳汁，而且随时可安全避孕，还可预防传染性疾病传播，一举多得。

●想要时髦、可靠，可选择子宫帽。子宫帽的正式名字叫作"阴道隔膜"，是一种女用避孕工具，用优质乳胶薄膜制成，外形像圆顶帽子，边缘有一个合金的弹簧圈，富有弹性，便于放取。在使用前，请医生给你选择合适的号码，自己取半卧位或半蹲位，用右手食指、中指及拇指将子宫帽捏成条状送入阴道内，将后缘纳入后穹隆，前缘抵耻骨联合凹处，以遮盖宫颈。同房后8～12小时取出。取出后，用温水或肥皂水洗净擦干，放在洁净干燥的盒子中，可以反复使用两年。但由于阴道隔膜避孕法比较麻烦，所以目前使用者还不多。

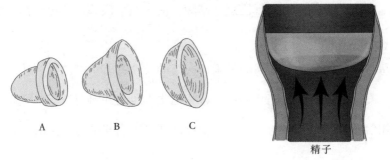

子宫帽避孕原理

● 想要经济实惠的避孕法，就选择宫内节育器。宫内节育器是一种放置在子宫腔内的避孕装置，因其高效、安全、可逆、简单、经济等优点，可在分娩时或者剖宫产的同时放入。

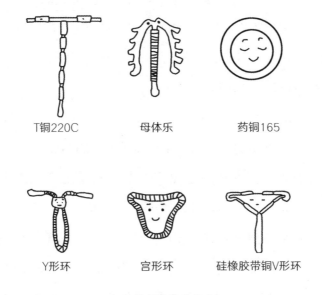

T铜220C 母体乐 药铜165

Y形环 宫形环 硅橡胶带铜V形环

宫内节育器常见种类

蒋大夫答疑

■ 产后不来月经也需要避孕吗 ■

Q 产后我有相当长一段时间不来月经，真的需要避孕吗？

A 是的，产后21天起，部分妈妈的卵巢可能就恢复工作了，会排出卵子，这时如果性生活不避孕，就有可能再次怀孕。排卵后来月经是在15天以后发生的，也就是说，先排卵后来月经。所以，等到经期来了才开始避孕，可能就晚了。

■ 哺乳期需要避孕吗 ■

Q 哺乳期需要避孕吗？

A 要避孕的。用哺乳作为避孕方法，其实不靠谱。部分母乳喂养的妈妈可能直到停止哺乳，月经才会再来，但大部分产妇在产后半年左右就会恢复月经。

第 3 课·

了解产后恶露

扫码听音频

产后恶露需要促排吗

小红是妈妈的乖乖女，从小就受到妈妈无微不至的关怀。自从生了熊儿子小小之后，妈妈天天督促她排恶露，生怕恶露排不干净会影响她以后的健康，妈妈帮助小红排恶露的方法是每天喝中药汤，吃中药煮鸡蛋，这是老家祖孙几代传下来的方子，据说有奇效。结果小红的月子房间里弥漫着中药味，身体像在黄连里泡着一样，苦不堪言。小红觉得妈妈的做法有问题，但也说不出来哪里不对，就咨询我："恶露到底是什么？真的要那么努力地排恶露吗？"

其实，恶露并不是什么脏东西，是产后子宫内所残留的血、白细胞、黏液和脱落的组织碎片等混合而成的分泌物。从产后的第一天开始，无论你努力还是不努力，子宫里的东西受地球引力的影响都会往外流，阴道只是个清洁工，每天乐此不疲地把这项工作做好。新妈妈要做的，就是观察恶露的性状和量，同时看是否伴有发烧、腹痛等症状。如果有量过多、大血块、恶臭、发烧等异常情况，要及时就医。如果没有异常，只要随时更换卫生棉，保持会阴部干燥，上完厕所及时用冲洗器冲洗，并用温水淋浴，就可以让伤口恢复正常，用不着使用各种方法来促进恶露排出。

产后恶露的三个阶段

通常恶露会经历三个阶段。

第一阶段：血性恶露，又称红色恶露

产后1~4天内，排出的分泌物含有较多的血液，所以颜色呈红色或暗红色，量也比较多，大概与平时月经量相当，或稍多于月经量，有时还带有血块，有血腥味。产妇在分娩后第一次起床，或经过长时间卧床休息后猛然下床时，阴道会突然涌出较多的血液，这是正常的现象，无须过于担心。

第二阶段：浆液性恶露

在产后5~10天，排出的恶露呈淡红色，因含有较多的浆液而被称为浆液性恶露，其中含有少量红细胞、白细胞和细菌。这个阶段由于细菌生长，恶露的味道会比较重。浆液性恶露持续大约10日，之后浆液逐渐减少，白细胞增多，从而变成白色恶露。

第三阶段：白色恶露

白色恶露因含有大量的白细胞，色泽较白，质地黏稠。在显微镜下可以见到大量的白细胞、坏死的蜕膜组织表皮细胞和细菌。形

状如白带，但是较平时的白带多些。白色恶露通常持续三周左右才干净。

若子宫复旧不全，或者宫腔有残留的胎盘、胎膜，或者合并感染，恶露会增多，尤其是血性恶露持续的时间延长，并有臭味，此时应及时到医院就诊。

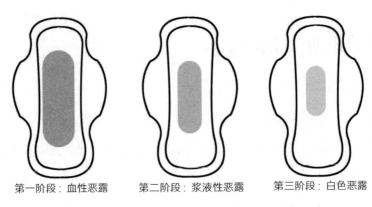

第一阶段：血性恶露　　　第二阶段：浆液性恶露　　　第三阶段：白色恶露

各阶段恶露

表4　各阶段恶露特点

阶段	名称	持续时长	颜色	特点	其他
第一阶段	血性恶露（红色恶露）	产后1～4天	红色或暗红色	量多，与平时月经量相当或多于月经量	带有血块，有血腥味
第二阶段	浆液性恶露	产后5～10天	淡红色	含少量红细胞、白细胞和细菌	味道较重
第三阶段	白色恶露	持续三周	色泽较白	含大量白细胞	质地黏稠

通常恶露会在产后4～6周完全排尽，总量约250～500mL。正常顺产后恶露有血腥味，但无臭味，恶露的量和性状也有阶段性特点（见上表）。如果顺产后恶露长时间不净，可能是出现了感染，此时要及时到医院检查和治疗。

此外，有人月经恢复较早，不要把月经误当作恶露，要注意区分，不要引起不必要的紧张。剖宫产的产妇，因手术时切断了肌壁间血管和肌束，子宫修复较为缓慢，且存在术后卧床、宫口未扩张等不利于恶露排出的因素，因此血性恶露持续时间较阴道分娩者长。

产后恶露不尽

产后恶露不尽的原因

正常的恶露有血腥味，无臭味，其颜色及内容物随时间呈阶段性变化，一般持续4～6周，总量为250～500mL。如超出上述时间，仍有较多恶露，尤其是血性恶露较多，并伴有臭味，则称之为产后恶露不尽。

为什么会有产后恶露不尽？究其原因，大概有以下几种。

●胎盘、胎膜残留。这是产后出血常见的原因，多发生于产后十几日。黏附在宫腔内的残留胎盘组织发生变性、坏死、机化，当这部分组织脱落时，暴露了基底部血管，引起不同量的出血。

●子宫胎盘附着面复旧不全。胎盘娩出后，其附着面应迅速缩小，附着部位的血管收缩，形成血栓，继而发生血栓机化，导致血管上皮增厚，出血就停止了。此环节如果不能完美收官，血性恶露时间将延长。

●蜕膜残留。蜕膜应在产后一周内逐渐脱落，并随恶露排出。若蜕膜剥离不全，长时间在宫腔残留，会严重影响子宫复旧或继发子宫内膜炎。

●子宫炎。以子宫内膜炎多见，感染引起胎盘附着面复旧不良、子宫收缩欠佳、血窦关闭不全等，导致子宫出血。此外，剖宫产术后子宫切口愈合不良也是导致出血的原因。

●其他原因。产后滋养细胞肿瘤、子宫黏膜下肌瘤、子宫颈癌等，均可以使恶露延长，甚至引起晚期产后出血。

产后恶露不尽可预防、可治疗

●在分娩前，应积极治疗各种妊娠相关疾病，如妊娠期高血压、贫血、阴道炎等。

●胎膜早破、产程过长者，应及时使用抗生素，以预防感染。

●分娩后医生应仔细检查胎盘、胎膜是否完全，如有残留，应及时处理。

●坚持哺乳，有利于子宫收缩和恶露排出。

●分娩后，每日观察恶露的颜色、量和气味，正常的恶露应无臭味，但带有血腥味。

●保持阴道和外阴清洁。勤换卫生巾，保持外阴清爽；产褥期暂时禁止同房，以减少上行感染的发生。

当发生恶露延绵不断时，不要紧张，但也不要完全不当回事，要及时去医院检查，把专业的事交给专业的人，发现问题不难治疗。

蒋大夫答疑

产后 90 天还有恶露，怎么办

Q 产后90天还有恶露，怎么办？

A 产后恶露关乎子宫和身体健康，恶露是反映子宫恢复情况的一个标志，你的担心有道理。恶露有血腥味，但无臭味，其颜色及内容物随时间而变化，一般持续4~6周，总量为250~500mL。

恶露多而不尽时，要注意查看恶露是血性的吗，量如何，是否伴有腹痛或发热。如果出现异常，请及时到医院就诊，进行B超、血常规、HCG检测，甚至血培养等相关检查，对可疑问题一一排除和诊断，找出病因，对症治疗。

第4课

产后疾病预防与治疗

产后抑郁

认识产后抑郁症

有人说，10个新手妈妈中就有1～2个患抑郁症，这真不是吓人的话。你或许认为抑郁症离你很遥远，但抑郁症像一个幽灵一样，徘徊在每个孕产妇的身边，随时都可能来侵犯你。它像一把无形的刀，凌迟了产妇和一家人原本快乐的生活。

实际上，有50%～80%的新手妈妈，在产后的一段时间内，可能会表现出或多或少的抑郁情绪和症状，但这不一定是抑郁症。据悉，我国产后抑郁症的发病率大约为20.03%。如果产后抑郁状态没有被及时发现，或没有得到家庭和社会的重视与支持，就有可能发展成真正的产后抑郁症。真正的抑郁症仅靠家庭和社会的支持与安慰是不够的，必须有精神科医生专业的介入治疗，才可以得到治愈。

抑郁症典型的症状有以下几点。

• 情绪低落，乐趣丧失，快感丧失，爱哭、烦躁不安、易激惹，与家人甚至自己的宝宝不能和平相处。据报道，一名产妇因为孩子随谁姓的问题，竟然想不开跳楼自杀了。

• 食欲、体重和睡眠情况改变。厌食、失眠或一睡不醒，无兴趣爱好，性欲减退。

• 经常有疲劳感，记忆力和注意力下降，性情脾气有明显的改变。

• 不恰当的自卑和自责，甚至企图自残、自杀。感觉生活毫无意义，总觉得自己特别失败，什么事情都做不好，不配当妈妈。

• 自我评价较低，甚至连打翻奶瓶这样的小事都会严重自责，引起过度伤心。

出现上述症状，要警惕产后抑郁症的发生。

怎样和抑郁症产妇相处

如果家有抑郁症产妇，家庭成员要对她特别关注、关心和关爱。告诉她，患抑郁症不是自己的错，并帮助她积极求医，因为多数抑郁症患者单靠意志力并不能克服疾病。抑郁症同其他任何疾病一样，都需要医治。家人不要因为患抑郁症而责备产妇或他人，应帮助产妇照料婴儿，耐心倾听她的忧虑和苦恼，并给予积极的回应。要督促患者按时服药，严密观察她的情绪波动情况。在病情没有明显缓解的情况下，尽量避免让产妇和孩子单独待在房间，以防发生意外。

对于抑郁症患者的重视，不管怎么强调，总有没有重视、覆盖到的地方，总有忽略和有侥幸心理的人存在。患了抑郁症并不可怕，只要找专业的精神科医生进行认真的治疗，悲剧可能就不会发生。至于心理疏导、劝解、改变环境等手段，只能起到辅助作用，主要的治疗方法是医疗治疗和干预。

患了抑郁症并不丢人，不要羞于见人，它只是许许多多疾病中的一种。患者和家人都应当以平常心去对待，去诊断和治疗。不要过了那些关键时间点再去治疗，如果患者扛不住，随时都会精神崩溃，从而选择放弃自己。

产后月经不调

我在门诊经常收到关于产后月经问题的咨询。比如，"我大概什么时候能来月经？""我月经来了，但是不正常，可我妈说这个不正常是正常的。这是怎么回事？""来了月经，还能继续给孩子喂奶吗？"

产后，这些关于月经的五花八门的问题是怎么回事？我们逐一来解答一下吧。

不知道什么时候来月经

产后月经恢复的时间主要和哺乳时间的长短及次数有关。如果产后宝宝没有吃母乳，月经就会恢复得比较快，一般产后2～3个月月经就会恢复。如果进行母乳喂养，月经恢复的时间则因人而异。母乳喂养的情况下，月经恢复的时间平均为6.6±3.7个月，月经周期恢复规律时间平均为8.2±4.0个月。

产后月经不调是正常的吗

当产后超过以上的时间仍然"月经不调",就应该到医院去检查和治疗。产后的月经不调多由内分泌功能失调所引起。另外,生殖器官有炎症或肿瘤、产后营养不良或服用某些药物等,也可造成月经不规律。

产后第一次月经量很多,怎么办

遇到这种情况不要紧张,很可能的原因是产后卵巢雌激素低剂量持续分泌,造成子宫内膜增生、脱落,引起月经量多。但是如果月经量持续增多,出血时间超过7天,则应引起警惕,需要及时就医。

产后月经量少怎么办

产后月经量少可能与产后大出血、感染、子宫内膜粘连等有关。此外,过度劳累、贫血、炎性,以及剖宫产中反复擦拭宫腔导致子宫内膜基底层损伤等,都有可能造成产后月经量过少。多数人经过一段时间的调养,就可以恢复正常。

闭经

产后如果出现闭经,可能是由于长期哺乳,使血液中的泌乳激素升高,性激素降低,引起产后卵巢和内分泌功能恢复缓慢。此外,过于肥胖、精神压力过大,或是产后大出血、失血性休克等引起席汉氏综合征[1],也会导致闭经。另外,还需排除怀孕的可能。

---

1 由于产后大出血,尤其是长时间的失血性休克,使垂体前叶组织缺氧、变性坏死,继而纤维化,最终导致垂体前叶功能减退的综合征。

产后痛经怎么办

如果产前没有痛经，但是产后却痛经了，这可能与分娩造成的宫颈或宫腔粘连，导致月经排出不畅有关，需要到医院就诊和治疗。治疗方法有药物治疗和宫腔镜手术治疗多种方法。

相反的是，有的产妇生孩子之前痛经，生完却不痛了。有研究发现，分娩对产前痛经的女性有益，不论何种分娩方式，均有超过20%的女性产后痛经消失或减轻。这可能与先天性子宫后位、子宫屈曲或位置不正常导致的经血堆积有关。而自然分娩可以帮助产妇扩张狭窄的子宫颈管，同时整个怀孕过程都有可能改善子宫过度屈曲等位置异常。因此，生完孩子后，有的产妇发现自己居然不痛经了，这是非常幸运的事。

晚期产后出血

晚期产后出血是指产后24小时～12周内阴道异常流血或过量流血。晚期产后出血是产褥期常见的并发症，发生率为0.5%～2%。当出血量超过产妇既往自身的月经量时，可考虑是晚期产后出血。严重的晚期产后出血是指需要住院进行立即干预的情况。

引起产后出血的原因多见于子宫复旧不全、妊娠物残留、胎盘植入、子宫血管异常、生殖道血肿、妊娠滋养细胞肿瘤、子宫及子宫颈肿瘤、凝血功能障碍等。

表 5　晚期产后出血的病因及临床特点

病因	具体内容	临床特点
妊娠物残留	胎盘、胎膜残留，蜕膜残留，胎盘植入	多发生在产后 1 ~ 2 周，血性恶露时间延长，反复阴道流血或突然大量阴道流血
子宫复旧不全	胎盘附着部位复旧不全	多发生在产后 2 ~ 3 周，突发大量阴道流血、子宫软且体积大于相应产褥阶段子宫
感染	子宫内膜炎、子宫肌炎	恶露异味，伴盆腔痛、发热等感染征象
	盆腹腔感染、产褥期败血症	感染的局部、全身症状及体征
剖宫产切口愈合不良	剖宫产切口感染、溃疡、裂开	多发生在剖宫产术后 3 ~ 4 周，阴道突然发生无痛性大量新鲜流血，并反复发作
生殖道血肿	外阴血肿、阴道血肿	外阴局部紫蓝色肿胀，触痛，可有直肠压迫症状
	阔韧带、腹膜后血肿	全身情况差，可引起失血性休克或腹腔内出血症状
子宫血管异常	子宫动静脉畸形、假性动脉瘤	无痛的间歇性、不规则阴道流血，或突发的大出血
其他	子宫及子宫颈肿瘤，妊娠滋养细胞肿瘤，胎盘部位超常反应，全身性疾病，如血液系统疾病、肝脏疾病所致凝血功能障碍等	

　　在不同的分娩方式中，产后恶露量和持续时间不正常应引起重视。晚期产后出血常发生在医院外，如果遇到这种情况，产妇本人或家人应留下出血沾染的衣物和床上用品，以方便医生评估出血量。医生还会仔

细询问病史，并结合失血分级的主要参考指标，如心率、血压、呼吸、尿量、神经系统症状，及时做出产后出血和严重产后出血的诊断，并给予及时有效的治疗。

对于剖宫产术后子宫出血且超声提示子宫切口愈合不良者，可先使用促宫缩药物、抗生素等进行保守治疗；若仍反复出血或者再次发生大出血者，均应尽快进行手术治疗。若子宫切口组织坏死范围不大，周围组织供血良好，可行病灶清创后缝合；如切口严重感染、溃疡，组织坏死范围广泛，延及宫颈，应不失时机进行子宫切除术。在经过抢救出血停止之后，仍要持续观察产后出血的情况，同时严格预防产妇感染，并及时补充营养和铁剂。

蒋大夫答疑

■ 谷丙转氨酶异常

Q 我在孕39周+2天时，早上6点破水入院待产，中午12点生下8.3斤男婴。入院时做了大生化检查，下午医生建议留院观察，说谷丙转氨酶和血脂异常。后来挂护肝盐水，第二天一早抽血化验，谷丙转氨酶增至300多。我平时产检均正常，36周做过肝功检查，也是正常；39周尿检也正常，无尿蛋白。我想问一下：我这种情况是否属于妊娠急性脂肪肝或急性胰腺炎？该如何治疗？是否影响后期肝胆功能？考虑到这个疾病的危险性，第二胎得妊娠急性脂肪肝的概率大吗？

A 我从几个方面来分析你的疑问。

● 肝功能化验单为什么不正常。引起肝功能不正常的原因很多，在中国第一位的原因是乙肝。想必你在孕检中已经做过化验，排除了乙肝。

●你的化验单显示谷丙转氨酶高、高胆汁酸血症和高脂血症，不能排除脂肪性肝病和胆汁淤积症。就你的化验单所能提供的信息来讲，可以考虑这两种病的可能。当然，要这两种病确诊还需要提供其他的诊断依据，最起码也要有一个B超检查。

●关于妊娠期急性脂肪肝。妊娠期急性脂肪肝是一个非常严重的妊娠并发症。它合并严重的黄疸、肾功能损伤、凝血功能障碍和脏器出血，以及严重的低血糖、高尿酸、严重感染和多脏器衰竭等。你没有提供这些重要的依据，我推想可能没有这些症状，所以暂不支持妊娠期急性脂肪肝的诊断。

●关于胰腺炎，重要的证据是上腹部剧烈的疼痛和淀粉酶异常，还有超声或是X光的检查诊断依据。由此可见，要解释你所有的疑问，缺少太多的依据，所以非常不容易。如果没有新的依据，那么就不能诊断你所怀疑的这些疾病，不要有过多的担心。如果你真的不放心，还继续担心这些疾病，那么请做进一步的检查。

●建议。尽管目前不能确诊患了哪些疾病，但是不管是什么原因引起的肝功能损伤，都应该进行及时的治疗。目前可以进行基础的保肝治疗，等更多的诊断依据出来后再做对因治疗。另外，还要坚持低脂低糖饮食，以控制血脂，必要的时候服用降血脂药物，以预防胰腺炎的发生。关于你所问的第一胎发生妊娠期急性脂肪肝，第二胎会不会还得这种病，我认为这种可能性不大。

第 5 课·

母乳喂养

扫码听音频

新手妈妈如何轻松当"奶牛"

每年的5月20日是全国母乳喂养宣传日，旨在呼吁全社会关注和支持母乳喂养的观念。所有妈妈都希望能做到完全的母乳喂养，但真正做起来并非那么容易，需要一些指导和帮助。特别是产后母乳少的妈妈，还不会说话的宝宝只能用哭来抗议饥饿，宝宝肚子饿，妈妈心里苦。

下面给新手妈妈准备了几个锦囊，通过问答方式教你如何轻松当"奶牛"。

实现母乳喂养，有哪些决定要素

实现母乳喂养，需要三大要素的支撑——乳房、宝宝和大脑。妈妈有一个健康的乳房，宝宝有一个能装的大胃，妈妈和宝宝都有一个成功实现母乳喂养的欲望。当然，宝宝的欲望来自母亲的供给和培养。新手妈妈想要提高母乳分泌量，就要让乳房、宝宝和大脑这三大要素充分发挥作用。除了需要宝宝更多的吸吮刺激（早接触、早吸吮、按需哺乳、24小时母婴同室）之外，新手妈妈的大脑也要进行调整，将哺乳视为头等大事，树立信心，相信自己可以分泌足够的乳汁，相信自己就是"大奶牛"。

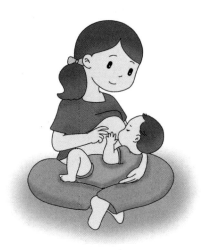

母乳喂养

成功实现母乳喂养的秘籍

● 早接触、早吸吮、早开奶。宝宝刚一出生，就要把他抱到怀里，让他吸吮你的乳头。如果你进行了剖宫产手术，就需要医生给予一些帮助。新生儿在出生后20～30分钟之间吸吮反射最为强烈，错过这一阶段是很可惜的。

● 母婴同室。最理想的状态是妈妈和宝宝24小时同室相处，宝宝想吃就吃，不分时候，就这么任性。母乳喂养的基本原则之一，就是按需喂养，只要孩子一哭，你马上就可以把孩子抱到怀里喂奶，如果宝宝不吃，再排除其他情况。

● 刻苦练习当"学霸"，频繁吸吮有"吃才"。刚出生的新生儿，在头几天需要的母乳量很少，他们小小的胃承受不了太多的乳汁。但频繁的吸吮可以刺激妈妈体内泌乳素和催产素的分泌，继而敦促妈妈乳房内的腺体生产母乳。吸吮得越频繁，乳汁分泌得越旺盛。不仅如此，宝宝的吸吮还有利于促进妈妈子宫的收缩，防止妈妈产后出血。吃奶是个技术活儿，培养"学霸"就从人生第一课开始吧！

● 开奶前尽量别用奶瓶喂宝宝。宝宝吃饱了母乳，就不需要葡萄糖水、白水或配方奶。吸吮母乳是一件比较费劲的活动，而吸吮奶嘴却比较容易。一旦宝宝适应了奶嘴的轻而易举，就会产生乳头错觉，不再愿意花费力气去吸吮妈妈的乳头。而吸吮频率降低，吸吮时间减少，都会导致乳汁分泌不顺畅，由此形成一个恶性循环。

● 耐心教哺乳，吃也需要持之以恒。宝宝第一天可能不太会吃，这时妈妈不要急，不要气馁，要坚持下去。很少有母子是在第一天就顺利地建立起母乳喂养关系。宝宝"初出茅庐"，你也刚刚转变角色，你们母子俩都是没有经验的新手，都需要学习。在学习的过程中需要一定的耐心，通常经过3～7天的磨合，困难就克服了。

正确的哺乳姿势

正确的喂哺姿势是，妈妈保持放松、舒适的姿势，用手托住新生儿的臀部，让宝宝的身体贴近妈妈，脸向着乳房，鼻子对着乳头。宝宝的头与身体呈一条直线，下颌紧贴乳房。可以左右两边交替喂养，等宝宝吃完一侧，再换另外一侧，这样宝宝就可以吃到喷乳反射后的高质量母乳。也可以尝试多种喂奶姿势，有助于妈妈找到最舒服的姿势。

很多妈妈发现，避免乳管阻塞的最佳方法，就是有规律地变换喂奶的姿势。因为每种姿势都会使乳头的不同部分承受压力，从而避免乳头疼痛。

另外，妈妈要尽量保证充分的休息，以利于产生足够的乳汁。疲劳的"奶牛"不仅产奶量少，而且奶的质量也不高。

按需哺乳

按需哺乳，意即当婴儿饿了或母亲乳房胀时就应当喂哺，喂奶的时间、次数和间隔不受限制。我国自古以来民间的传统习惯是"按需哺乳"，这也是近几十年来西方国家主流医学界一致推崇的喂奶方式。只要婴儿想吃，就可以随时喂哺；如果母亲奶阵到了，而婴儿肯吃，也可以喂，不要拘泥于是否到了"预定的时间"。

实践表明，按需哺乳既可使乳汁及时排空，又能通过频繁的吸吮刺激妈妈脑下垂体分泌更多的催乳素，使奶量不断增多；同时也可避免妈妈不必要的紧张和焦虑，保证妈妈有充足的乳汁，预防奶胀，提升喂养信心。

另外，婴儿到了3~4个月之后，会逐渐自动拉长吃奶间隔，即每隔2~4小时才吃一次奶。这说明宝宝知道自己是否吃饱，吃饱后就会主动把乳头松开。

宝宝总是吃吃停停正常吗

正常情况下，宝宝吃奶的时间是10~15分钟。如果发现宝宝吃吃停停，要么是因为吃饱了，要么是因为周围的环境干扰因素太多，导致宝宝不能专心吃奶。建议妈妈及时纠正姿势，尽量选择安静和舒适的地方。还有一种情况，就是如果你的母乳不足，宝宝吃奶时也容易吃吃停停。

新生儿往往大脑发育不完善，月龄越小，睡觉时间越长，睡觉次数也越多。俗话说"使出吃奶的力气"，可见吃奶也是相当耗费体力的，宝宝累了就要睡，因此容易在吃奶时睡着，没过一会儿醒来还是饿，便又接着吃。这对妈妈来说简直是种煎熬。所以，如果发现宝宝吃着吃着想睡了，可以轻捏他的耳朵，吸引他的注意力，尽量不要养成边吃边睡的习惯。

母乳喂养应坚持多久

世界卫生组织提倡母乳喂养至24个月，据此，母乳喂养可以进行到两岁或者更长时间。也有数据表明，母乳喂养时间越长，宝宝日后患癌症、脑膜炎、骨质疏松、糖尿病和哮喘等疾病的概率越低。

根据我国《0～6个月婴儿母乳喂养指南》的指导，在产后应尽早开奶，坚持新生儿的第一口食物是母乳；坚持6月龄内纯母乳喂养；培养宝宝良好的生活习惯。在孩子3～4个月时，要逐渐减少夜奶的次数，直到孩子对母乳不感兴趣时再断母乳。

哪些情况下不能进行母乳喂养

母乳是世界上最好的婴儿食品，几乎所有健康的母亲都有足够的条件实现母乳喂养，但是有些情况也应该引起注意。就宝宝来说，如果宝宝患有某些代谢性疾病，如乳糖不耐受综合征、苯丙酮尿症等，应该避免母乳喂养。

此外，如果宝宝对母乳过敏，吃母乳或牛乳后出现腹泻、严重呕吐等现象，应该暂时停止母乳喂养，用水解配方奶代替母乳，待宝宝脱敏后再尝试母乳喂养。

传染病暴发期间，哺乳期妈妈的防护事项

● 新型冠状病毒主要的传染方式是呼吸道传播，包括飞沫、气溶胶、手接触等方式。哺乳期妈妈在保障自己身体健康的前提下，要养成良好的卫生习惯，注意在乳汁收集过程中保持清洁卫生，便后洗手，接触孩子之前洗手，可以有效减少感染机会。

● 均衡营养，保持睡眠充足，以保证良好的身体状态和免疫力。

● 背奶妈妈的奶具要做好清洁和消毒。

（1）所有奶瓶、奶嘴及吸奶器、储奶罐等用具都必须进行彻底的清洁和消毒；

（2）使用完的奶具必须及时清洗，用专用的奶具清洁剂洗净奶瓶和奶嘴，用奶瓶刷擦洗奶瓶和奶嘴内外；然后用清水彻底冲洗，不能留下任何奶渍，同时保证奶嘴的小孔没被凝乳堵塞。

● 哺乳期妈妈返工后，需要暂停哺乳吗？母乳可以给孩子最好的营养和必要的抗体，是其他代乳品不能提供的。妈妈的个人防护是第一位的，要认真实施各种有效的防护措施，以避免感染。在妈妈身体健康的情况下，坚持母乳喂养是非常必要的，不要因为上班与外界接触机会增多，就停掉母乳喂养。如果妈妈有发热、咳嗽、乏力等现象，未排除感

染，可暂停母乳喂养。

哺乳期常见问题

堵奶

"堵奶几乎是每个母乳妈妈的专利"，这句揪心的玩笑话讲出了许多妈妈的无奈和苦恼，也反映了堵奶的普遍性。堵奶，是乳腺管堵塞、乳汁淤积的表现。造成堵奶的直接原因是乳汁长时间没有及时排出，淤积在乳腺管某个部位，形成乳房硬块。多数情况下，堵奶都会伴有乳房局部疼痛，可能还有局部发红，严重的还会出现发烧的症状。

造成乳腺管堵塞、乳汁淤积，最常见的原因是宝宝的衔乳姿势不正确、乳汁过度分泌、突然减少哺乳次数或者停止哺乳、乳房受压、妈妈为下奶喝过油的汤等。因此，为预防堵奶，妈妈们要学会正确的哺乳方式，并养成健康的饮食习惯。

另外，还有些妈妈下奶心切，请催乳师来给自己"开奶"，导致乳房遭遇暴力揉搓和按摩，从而造成乳腺管壁受到损伤而肿胀，结果导致堵奶，甚至乳房出现蜂窝组织炎。当妈妈感到"通乳痛到无法呼吸"时，堵奶和乳腺炎就快发生了。

堵奶的疼痛千篇一律，堵奶的原因却是五花八门，因此与之相对应的避免堵奶的方法也不一而足。避免堵奶，应做到以下几个要点：

● 在产后要及时开奶。在产后30分钟内开始哺乳，并根据宝宝需要频繁地哺乳，以减少发生堵奶的机会。宝宝是最好的开奶师，论开奶，你的宝宝比谁做得都好。

● 确保宝宝学会正确的含乳姿势，以有效减少堵奶的机会。新手妈妈要早点儿学习和训练母乳喂养技能，免得临时抱佛脚。

● 宝宝睡着后，妈妈也要主动和他进行充分的肌肤接触，注意关心宝宝发出的饥饿信号，及时进行哺乳。

● 实行按需哺乳，不要怕麻烦，不要嫌孩子吃得频繁。妈妈要把注意力放在孩子身上，而不是放在时钟上，愉悦地享受喂奶时间。

● 每一次哺乳都应先排空较胀一侧的乳房，并轮流交替哺乳，让两侧乳房都有排空的机会。

● 如果宝宝暂时不在身边，可以用手挤出乳汁，还可以选择尺寸合适的吸奶器吸空乳房，不要给堵奶制造机会。

● 妈妈睡觉时要特别注意，不要压着乳房；日常生活中也要注意别让乳房受到猛烈的撞击，以免乳房肿胀造成堵奶。

一旦发生堵奶，疏通是纠正堵奶最好的办法。可增加喂奶次数，让宝宝吸出更多的奶。在哺乳前用温水敷乳房3～5分钟，并轻轻按摩乳头、抖动乳房，以刺激排乳反射（促成奶阵），让乳汁流出。也可以请专业人员用正确的手动挤奶方法，帮助妈妈轻轻按摩乳房，疏通淤积的乳汁。

哺乳期乳腺炎

在产后妈妈群里待过的人都知道，群里讨论最多的话题就是乳腺炎。反复发作的堵奶，如果没有得到及时、有效的处理，出现了发烧或全身不适，就变为乳腺炎了。哺乳期乳腺炎是造成母乳喂养失败最常见的原因，而乳汁淤积导致细菌感染是乳腺炎发病的原因。乳汁富有营养，是细菌最好的培养基。

另外，造成乳腺炎常见的原因还有乳头发育不良、错误的喂养方式、乳头皲裂、乳头保养不佳、乳头或乳房受到撞击和压迫等。

发生乳腺炎后，会有乳房胀痛感、乳房皮肤温度过高，以及发烧、全身肌肉疼痛、浑身无力等症状。触摸乳房，除了有压痛感，还会摸到边界模糊的硬块。

如果发生了乳腺炎，该怎么处理呢？可以通过继续哺乳、使用吸奶器或者手挤的方法彻底排空乳房，排空乳房可以明显缩短病程。如果使用上述方法48～72小时症仍状不改善，就需要到医院就诊。如果通过超声检查确定乳房内有脓肿形成，则需要通过手术把积存在乳腺里的脓液排出。

第6课

传染病暴发期间的母婴防护

扫码听音频

新型冠状病毒肺炎和流感、普通感冒有何区别

新型冠状病毒疫情期间，很多人出现不同程度的发烧、咳嗽等症状后，非常担心，想去发热门诊看病，又怕交叉感染。那么，如何判断自己是否得了新型冠状病毒肺炎，新型冠状病毒肺炎和流感、普通感冒又有什么区别，该怎么处理？现将这三种疾病进行综合分析，供大家参考。

感冒

特点：上呼吸道症状重，但全身症状轻。

最主要的症状集中在鼻咽部，最突出的症状就是鼻塞、流涕、打喷嚏。没有全身症状或全身症状很轻，基本不影响生活和工作。多数患者只需要休息，多喝水，5~7天内可自行好转、痊愈。

流感

特点：上、下呼吸道都有可能波及，发病急，症状重。

流感起病急、进展快、症状重，常常伴有高热，同时伴有肌肉酸痛、严重的乏力等症状。老人、儿童、孕妇以及有基础病者容易发生重型流感。这些患者不仅会出现上呼吸道症状，也有可能波及下呼吸道引起肺炎，出现严重并发症者甚至会出现死亡。

预防：提前接种流感疫苗。

治疗：治疗流感有特效药，发病后尽早口服奥司他韦，疾病会很快好转至痊愈。

新型冠状病毒感染的肺炎

特点：新型冠状病毒感染有潜伏期，在潜伏期病人没有症状，但在呼吸道分泌物中能检测到病毒，故有传染性。早期感染者可能仅出现低热、咳嗽、畏寒等身体不适，一般来说5～7天可以痊愈。只有部分患者感染之后会出现发热、咳嗽或逐渐加重的乏力。有部分患者经过一周左右病情开始进行性加重，其中的一些患者会发展到肺炎甚至是重症肺炎。重症患者中，老年人、本身有基础病者、长期使用激素或免疫抑制剂者，占比较高。

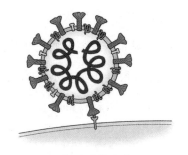

新型冠状病毒

新型冠状病毒肺炎患者如出现呼吸衰竭甚至多脏器损害时，需要呼吸机支持，出现休克或多脏器衰竭的患者，需要生命保障系统的支持。

预防：接种新冠疫苗。

治疗：除支持疗法之外，根据国家诊疗方案，目前两种治疗艾滋病的药品洛匹那韦和利托那韦，可结合患者病情进入临床试用中。美国新药"瑞德西韦"正在进行临床试验。期待试验中的药品具有良好的疗效，促使这次疫情尽快结束。

如何预防新型冠状病毒感染

冠状病毒是一大类病毒，已知会引起疾病，例如中东呼吸综合征（MERS）和严重急性呼吸综合征（SARS）。新型冠状病毒（nCoV）是一种先前尚未在人类中发现的病毒，如2020年在世界肆虐的新型冠状病毒（COVID-19）。

人感染冠状病毒后的症状取决于感染病毒的种类。常见的症状包括发热、咳嗽、呼吸急促和呼吸困难等。在更严重的情况下，感染会导致肺炎、严重的急性呼吸道综合征、肾衰竭甚至全身器官衰竭而死亡。

某些冠状病毒可以在人与人之间传播，通常是在与被感染的患者密切接触之后，例如在家庭、工作场所或医疗中心等场所，更易感染。

由新型冠状病毒引起的疾病，尚没有特效的治疗方法。但是，许多症状都可以治疗，因此可以根据患者的临床状况进行治疗。此外，对感染者的支持治疗可能非常有效。

那么，怎么做才能保护自己避免感染新型冠状病毒呢？

保持手部和呼吸道卫生，以及健康、安全的饮食习惯，避免与表现出呼吸道疾病症状（例如咳嗽和打喷嚏）的人密切接触。此外，在烹饪时，应彻底煮熟肉类和蛋类；在无保护情况下，要避免接触野生动物及家禽家畜。

一次性外科口罩的正确戴法

●一次性外科口罩有蓝、白两面，首先将白色的一面朝向自己的脸，有金属软条的一边盖在鼻梁上，戴好口罩以后，轻轻压一下金属软条，让它和鼻梁紧密接触，口罩上缘便能与面部紧贴。

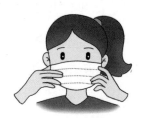

戴口罩第一步

●挂在耳朵上的带子不管是系带还是松紧带，一定要拉紧一点儿，和面颊之间尽量不留缝隙。

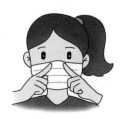

戴口罩第二步

● 将下颌部的口罩轻轻向下拉，以完全包住下颌部位。

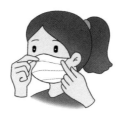

戴口罩第三步

这样戴口罩后，能让口罩在面部形成一个相对独立的空间，与外界相对隔离。

一次性口罩原则上应一次性使用，用后丢弃，不要重复使用。但在疫情暴发期间，口罩供应紧张，不易购买，可以省着用。当口罩佩戴时间不长，没有到医院或者其他人多的地方去过，口罩表面没有明显的污染和破损，可以在充分晾晒后（建议两天）重复使用2~4次，之后要果断丢弃。复旦大学医学院分子生物学实验室的科研资料显示，口罩放在密封的袋子里经过电吹风吹30分钟，可以杀灭病毒。这样操作虽然比较麻烦，但也不失一个可靠的办法。

传染病暴发期间的家庭防护

传染病疫情期间的居家防护措施

● 根据天气情况，每日每个房间轮流通风2~3次，每次开小窗通风30~60分钟。

● 家庭成员要注意手部清洁，保持手部卫生。饭前便后使用洗手液、肥皂流水洗手，或者使用含酒精成分的免洗洗手液。

● 门把手、手机、电话机、桌面等手经常接触的表面要注意清洁，可以选择消毒剂或者消毒纸巾擦拭。

● 常用物品要清洁。经常接触外界的随身物品，如手机外壳、钥匙等，要用75%的酒精擦拭。

● 家庭成员的毛巾、浴巾、餐具、寝具等生活用品，应该单独使用。

● 衣物经常换洗，必要时可以用沸水煮沸消毒，或使用84消毒剂等浸泡消毒。

● 餐具放在专用的锅里，煮沸15分钟以上。

● 家人咳嗽、打喷嚏时，要用纸巾掩住口鼻。

● 用过的纸巾等垃圾，要单独放在一个垃圾袋中，并及时处理。

● 家庭成员之间避免接触粘有分泌物的纸巾等。

传染病暴发期间，做好宝宝的防护

随着天气渐渐变暖，更容易滋生细菌和病毒，不管妈妈还是宝宝，都特别容易患上呼吸道疾病。尤其是在正疫情防控的特殊时期，妈妈们一定要保护好自己和宝宝，以防感染病毒和细菌。

● 特别注意孩子的嘴、手、头发和屁股等部位，要保持这些部位的清洁和卫生。

● 有些宝宝很喜欢吃手，妈妈要帮助宝宝勤洗手。如果暂时不方便用流动水清洁，可先用消毒湿巾给宝宝擦拭，再用棉柔巾进行清洁。

● 及时给宝宝做皮肤清洁。宝宝年龄越小，越容易出现热疹、红屁股或者皮肤过敏的现象，要及时给宝宝做皮肤清洁。宝宝大便以后，最好先用湿巾擦拭肛门，然后再用棉柔巾擦拭，最后再给宝宝穿纸尿裤。

●宝宝使用过的物品，一定要及时消毒和清洁。比如玩具、安抚玩偶、奶瓶、奶嘴等物品，最好每天进行清洁和消毒，以减少细菌停留的机会。

●疫情期间外出剪发不太方便，妈妈可以考虑在家自己给宝宝理发，以减少外出感染的机会。

传染病暴发期间，宝宝会缺乏维生素 D 吗

2020年开年，中国猝不及防地遭遇了全国范围的新型冠状病毒肺炎疫情。为了避免病毒感染，尽快消灭传染病，大人、孩子都被无奈地闷在家里，不能保证正常的户外活动时间，无法得到充分的阳光照射，导致母乳喂养的宝宝很难直接从食物中获得维生素D，单纯的母乳又难以保证宝宝获得足够的维生素D，这个问题该怎么解决？

维生素D在骨骼生长中发挥着重要的作用。活化之后的维生素D，可以促进人体对钙和磷的吸收，而钙和磷是让骨骼变硬的组成骨质的重要成分。如果没有维生素D，食物中的钙吸收率会大打折扣，仅有10%～15%可以被吸收，磷的吸收率也只有60%。维生素D的化学结构与糖皮质激素等甾体类激素非常相似，除了维持钙的稳定性和正常的骨骼代谢之外，还具有免疫调节等多种生物学效应。当维生素D缺乏时，机体免疫力水平下降，导致呼吸道炎症发生率增加。

那么，维生素D从哪里来？

●晒太阳。皮肤在紫外线照射下合成维生素D，这是维生素D最重要的来源。缺乏维生素D最主要的原因是太阳晒得少。晒太阳是获得维生素D最方便、最经济和最科学的方法。

● 天然食物补充。母乳中维生素D含量不多，纯母乳喂养的孩子如果不能充分晒太阳，缺乏维生素D的可能性就会增加。

● 维生素D补充剂。在目前大家长期居家的环境下，为了宝宝的身体健康，如果不能实现多给宝宝晒太阳，可以给缺乏维生素D的婴幼儿服用维生素D制剂。这是纠正宝宝缺乏维生素D最有效的办法。

小小的病毒为何能经常来欺负人类

新冠肺炎疫情让中国人过不好年，让我们封锁了拥有1000多万人口的武汉市，让全体中国人民禁足在家，学生不能开学，工厂不能开工，而且疫情迅速在亚洲及欧美蔓延。我们有没有想过，病毒——这个自然界中最小、结构最简单的非细胞型微生物，介于生物和非生物之间看不见、摸不着的小东西，为什么经常会骚扰和欺负地球的统治者——人类呢？

病毒的体积很小，常常以纳米来计算，如果想看见它，需要将它放大100万倍以上。病毒的结构很简单，一般只有一种类型的核酸，也就是一种DNA（或者RNA）遗传物质。它们太low!

病毒没有细胞结构，没有产生能量的酶的系统，只能在活的细胞内才能生长和繁殖，离开了细胞就无法存活下去。有些病毒进入人体的敏感细胞以后，可能在细胞内生长，同时给寄宿细胞造成危害甚至死亡。

有记录的病毒对人的侵害从古代的天花开始。2003年的非典、发生在非洲的埃博拉、全球横行的艾滋病，特别是每年不缺席的各种流感，都是病毒造的孽。在1918年西班牙大流感期间，导致2000万～5000万人死亡，这个伤亡数字堪比一次世界大战。1957年发生在亚洲的流感，造成几百万人死亡。2003年初开始流行的SARS，波及我国部分地区，全世界总共有8000多例感染者，死亡率将近10%。最近几年的禽流感不断发生，从H5N1到H7N9，再到最近的H5N6，每年都有季节性流感，也导致全球25万～50万人的死亡。这些事实无一不在述说着病毒对人类的危害。

病毒的基因很low，low得不成形，在细胞中进行自我复制时，它不经意地就改变了自己，这就是我们知道的基因变异。病毒的基因变异很容易，但自我纠正的能力差。也就是说，复制错了，它也不会纠正，只要能活下来，病毒才不会介意它是谁的孩子。换句话说，复制的错误不会造成病毒自身的毁灭，而是形成新的病毒品种。面对新的病毒，人的免疫系统来不及备案和产生相应的抗体，它就能成功逃避免疫系统对它的清除，借机大量繁殖，并可能导致全球的大流行，造成大疫情灾害。小小的病毒就这样成功地成为人类大大的敌人。这就是为什么病毒经常光顾我们人类，为什么病毒会花样翻新地出现，让我们经常感到无所适从。

人类能够控制病毒吗？答案是肯定的。在人类和病毒的博弈过程中，人们总结了三个原则：早发现，早诊断，早隔离。把病毒感染的人（感染源）有效地进行控制，同时通过早隔离来切断传播途径，让病毒不可能从一个人传到另外一个人身上。这样它就失去了繁殖生存的空间。比如，在此次新冠病毒疫情中，国家在武汉建造了方舱医院，也建造了火神山医院和雷神山医院，把所有轻症患者、重症患者全部收治，实现早治疗和有效隔离，避免疾病蔓延，成为新的传染源。切断传播途径的方法还包括让民众注意个人卫生，戴口罩、勤洗手等，让病毒没有大规模传播的机会，这个行动需要更多的人甚至全民参与。通过这三个环节，我们就可以控制病毒，在和病毒的博弈中大获全胜。

还有一个重要手段，就是根据新的病毒不断地研制新的疫苗，疫苗是人类抗击病毒感染的有力武器。

目前在对病毒的治疗方面，有三种主要的方法：

● 使用干扰病毒复制的药物，如核苷类药物、蛋白酶抑制剂和干扰素。临床上已经应用这样的药物实现部分病种（比如丙型病毒肝炎）的治愈，能够在控制和治疗病毒感染方面发挥重要作用。

● 使用抗毒血清。康复痊愈病人的血清中含有针对病毒的特异性抗体，这些抗体像导弹一样对病毒进行点对点的攻击，在治疗重症病人方面取得了很好的效果。

● 中药的治疗在本次新冠病毒肺炎流行中贡献很大，取得了比较成功的经验。

我们还应该了解到，今天发生了新型冠状病毒感染，以后还会有一些新发、再发的病毒感染，甚至还有很多疾病发生之初一时没有找到病原体，更不会知道病毒感染的致病机制和免疫机制。特别是有些病毒还会变异，会通过媒介进行传播，目前也没有疫苗可以预防。病毒在变异以后可能产生耐药性，对治疗造成更大的麻烦。医学科学家会进一步加强研究，永不止步。

病毒是地球上存在最久的微生物，人类其实并没有有效的办法对它赶尽杀绝。病毒实际上是人的"寄生虫"，它如果有知，大概也不希望杀灭人类这个它赖以寄生的宿主，最终病毒会选择和人类妥协。所以，我们可能需要思考怎样与病毒和平相处，互不伤害。（本文参考了袁正宏教授的讲座内容，在此对袁教授表示感谢！）

参考文献

[1] 沈铿, 马丁. 妇产科学 (第3版) [M]. 北京: 人民卫生出版社, 2015.

[2] 方爱华. 计划生育技术 (第3版) [M]. 上海: 上海科学技术出版社, 2010.

[3] 张思莱. 张思莱科学育儿全典 [M]. 北京: 中国妇女出版社, 2017.

[4] 中华医学会妇产科学分会产科学组. 孕前和孕期保健指南 (第1版) [J]. 中华妇产科杂志, 2011, 46 (2).

[5] 中华医学会感染病学分会, GRADE 中国中心. 中国乙型肝炎病毒母婴传播防治指南 (2019年版) [J]. 中华传染病杂志, 2019, 37 (7).

[6] 中华医学会妇产科学分会产科学组, 中华医学会围产医学分会妊娠合并糖尿病协作组. 妊娠合并糖尿病诊治指南 (2014) [J]. 中华妇产科杂志, 2014, 49 (8).

[7] 中华医学会妇产科学分会产科学组. 剖宫产手术的专家共识 (2014) [J]. 中华妇产科杂志, 2014, 49 (10).

[8] 中华医学会妇产科学分会妊娠期高血压疾病学组. 妊娠期高血压疾病诊疗指南 (2012) [J]. 中华妇产科杂志, 2012, 47 (12).

[9] 中华医学会妇产科学分会产科学组, 中华医学会围产医学分会. 乙型肝炎病毒母婴传播预防临床指南 (2020) [J]. 中华妇产科杂志, 2020, 55 (5).

[10] 陈建明. 复发性流产病因精选检查项目 (2019年版), "陈建明精准保胎" 微信公众号.

扫码听音频

蒋大夫答疑索引·

解脲支原体阳性　9

子宫肌瘤导致生理期肚子痛　10

从月经能看出身体好坏吗　10

如何知道会不会排卵　11

AMH 值下降该如何保养　12

"黑色受孕时间"　28

多囊卵巢综合征怀孕　34

多囊会康复吗　35

多囊生育后是否会改善　35

月经量时多时少　35

多囊备孕能否打流感疫苗　36

多囊可以自愈吗　36

巧克力囊肿备孕　37

到底什么是"多囊"　37

白带异味　46

胎停再备孕　46

胎停再备孕如何做孕前检查　47

"宫颈糜烂"是否需要治疗　47

"宫颈糜烂"很可怕吗　47

什么年龄最适合选择试管婴儿　50

试管婴儿是在试管里怀孕吗　51

改善生育能力　58

备孕期间的饮食　59

不良孕史者如何备孕　59

男性最佳生育年龄　68

结核病能否结婚　68

黄体酮低需要保胎吗　79

孕早期出血　82

黄体酮低补黄体酮有用吗　83

植入性胎盘　86

先兆流产是否需要保胎　91

产检遇到男医生　101

医生能查出流产史吗　108

"侧脑室增宽"意味着宝宝有问
　题吗　108

宝宝比实际孕周小怎么办　109

羊水量多少算正常　110

单脐动脉　118

右锁骨下动脉迷走　118

孕期遇到装修怎么办　123

孕期行走和睡卧姿势　124

孕妇为什么容易饿　124

孕妇可以乘坐飞机吗　131

孕妇可以接种流感疫苗吗　134

孕期感冒能吃药吗　135

孕期阴道炎　135

乙肝妈妈可以母乳喂养吗　148

丈夫患有乙肝，如何不传染给妻子和
　宝宝　148

乙肝患者能否生育　149

乙肝患者能做试管婴儿吗　149

乙肝孕妇一定要剖宫产吗　149

什么时候可以确定乙肝母婴阻断
　成功　150

孕期发生肝功能异常该怎么办　150

乙肝孕妇可以做羊水穿刺吗　151

孕 35 周宫缩需要保胎吗　164

在产房遇到男助产士怎么办　169

B 超估重准确吗　183

剖宫产需要选日子吗　184

过了预产期，是否要引产　189

月子里是否可以进行产后恢复　214

产后不来月经也需要避孕吗　225

哺乳期需要避孕吗　225

产后 90 天还有恶露，怎么办　231

谷丙转氨酶异常　238